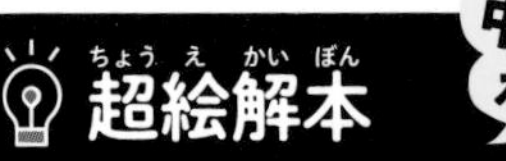

中・高生からの

人はなぜ太るのか

減量の科学

やせる人と太る人のちがいは脳にあった

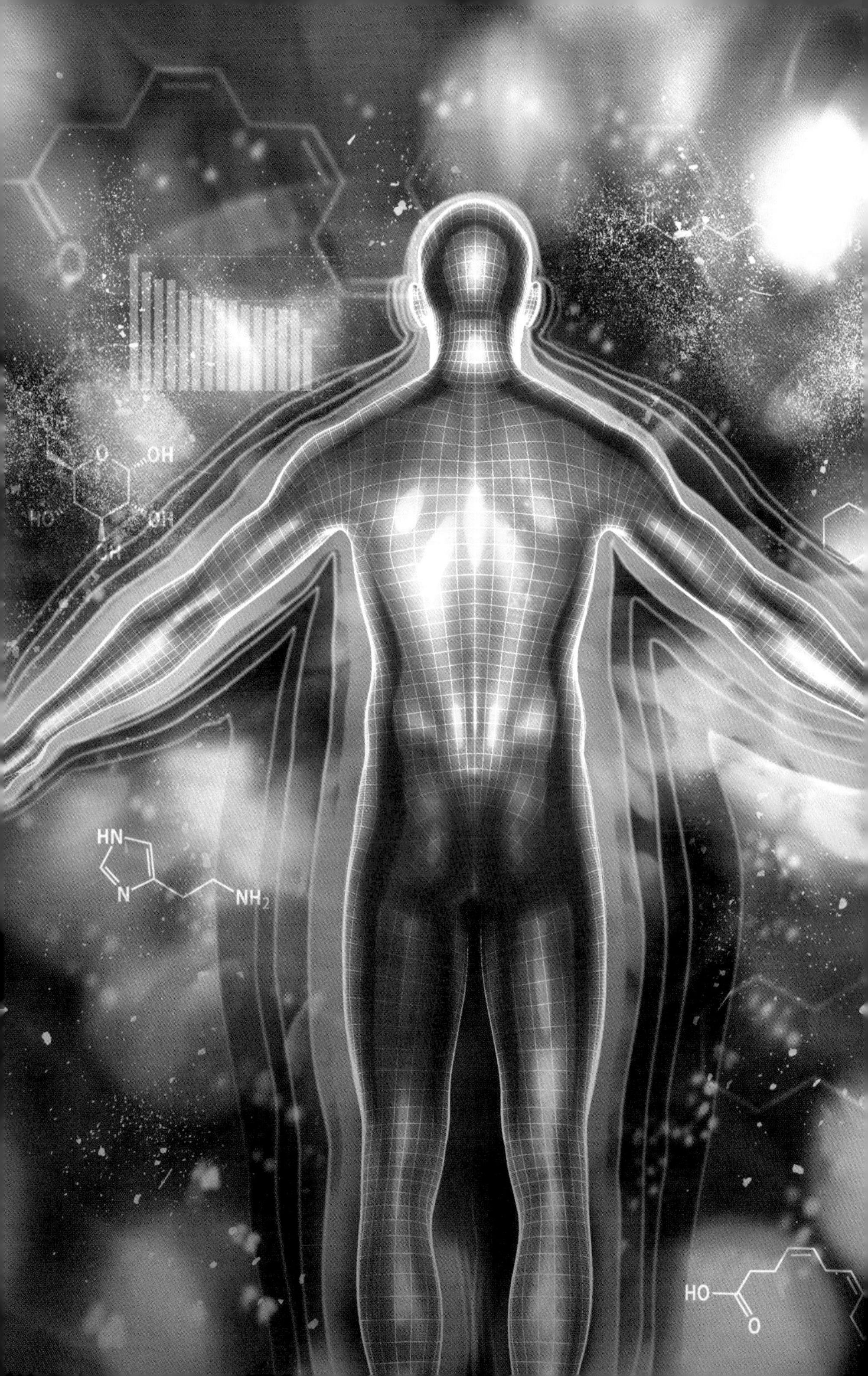

O
OH
HO
OH
HN
N
NH2
HO
O

はじめに

この世の中は，「やせるための情報」であふれています。インターネットで「ダイエット」と検索すると何万件もヒットし，簡単にやせられそうな器具や食品，エステティックサロンなどが山のように紹介されています。いったいどの情報を信頼したらいいのか，迷ってしまうこともあるでしょう。

価値観が多様化したといわれる現在でも，「やせる」ことへの関心は，まだまだ高いようです。しかし，世の中には科学的に根拠のない情報や，逆に体に悪影響をおよぼす情報もたくさん存在しています。

なぜ人は太るのか，どうすれば健康的に美しく体型を整えられるのか。大切なのは，正しい知識で正しくやせることです。

この本では，巷にあふれるさまざまな情報を吟味し，ボディメイクに役立つ最新科学を，わかりやすいイラストとともにやさしく紹介していきます。

1 まずは太るしくみを知ろう

2 めざせ，やせ体質！ 栄養と代謝のしくみ

3 やせる脳と太る脳

5 太らないための正しい運動法

1

まずは太るしくみを知ろう

私たちは，なぜ「太る」のでしょうか。太ってる人とやせている人とでは，何がどうちがうのでしょうか。1章では，太るしくみや肥満がもたらす体への影響，やせている人の生活習慣など，まずは押さえておきたい最新情報をまとめました。

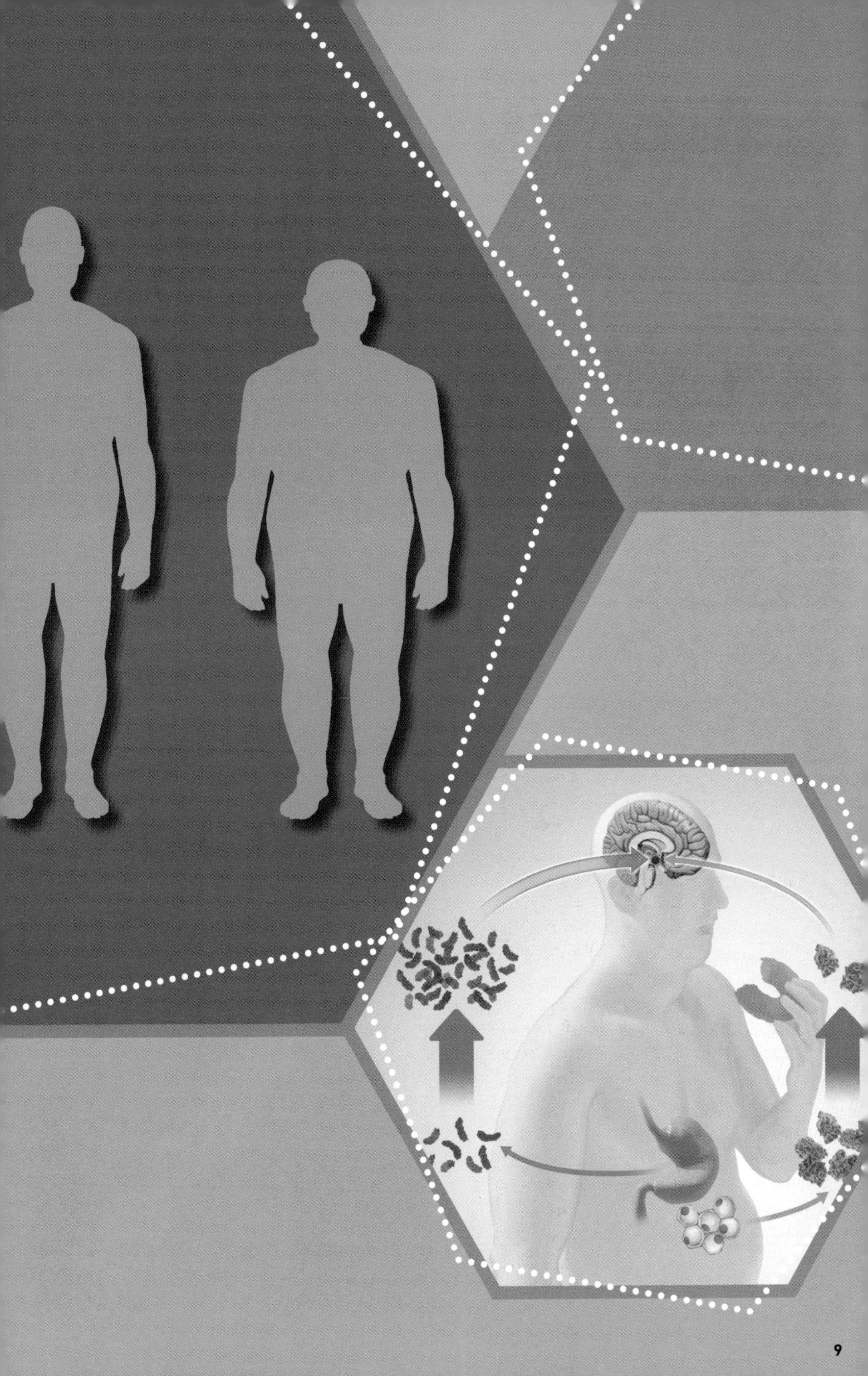

「太る」とは、科学的にこんな現象

余ったエネルギーは脂肪として蓄積される

消費される以上に栄養素が体内に入りつづけると，使われない栄養素は体内で脂肪に変えられてためられます。そして体重がふえ，見た目にも太っていきます。

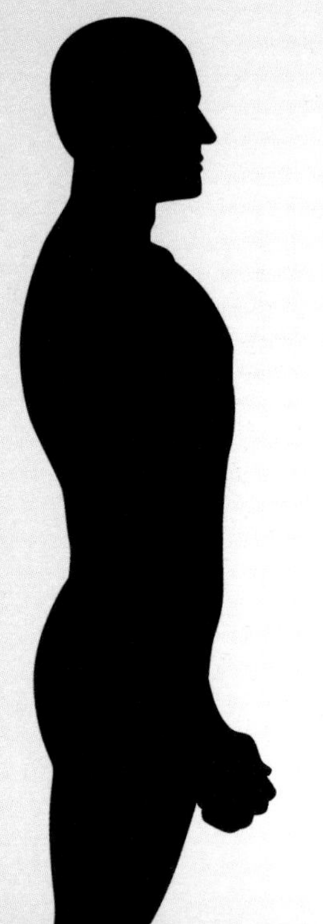

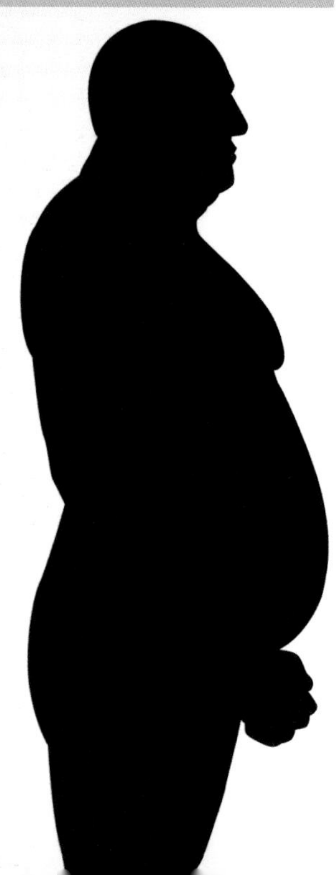

私たちが食事などから得た栄養素がもつエネルギーを，「摂取エネルギー」といいます。そして，生命活動の維持や運動などで消費するエネルギーを，「消費エネルギー」といいます。

食事の量が多いと，摂取エネルギーが消費エネルギーよりも多くなり，栄養素が余ります。**余った栄養素は「脂肪」として体にたくわえられ，体重をふやします。これが「太る」ということです**。

一方，食事の量が少ないと，摂取エネルギーが消費エネルギーよりも少なくなります。不足したエネルギーは，体の脂肪を分解することでおぎなわれ，体重を減少させます。これが「やせる」ということです。

このように体重の増減は，摂取エネルギーと消費エネルギーのバランスによって決まります。やせるためには，摂取エネルギーを消費エネルギーよりも少なくする必要があるのです。

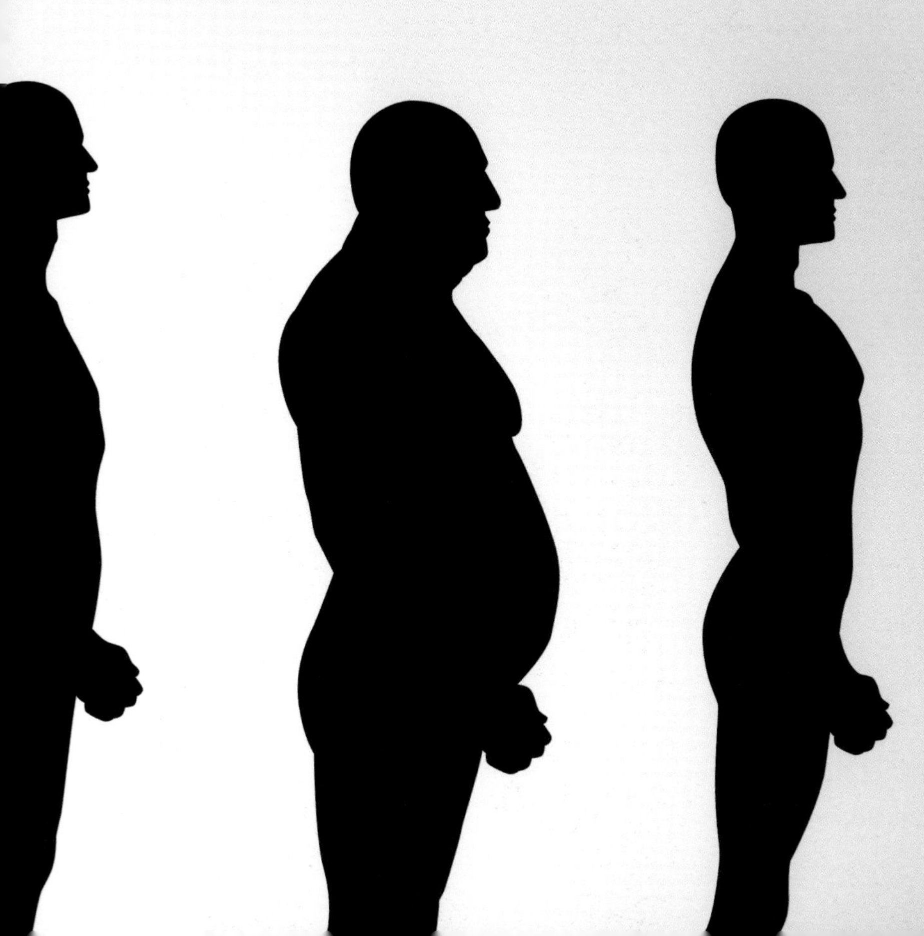

肥満は食べ物に困らない現代ならではの病気

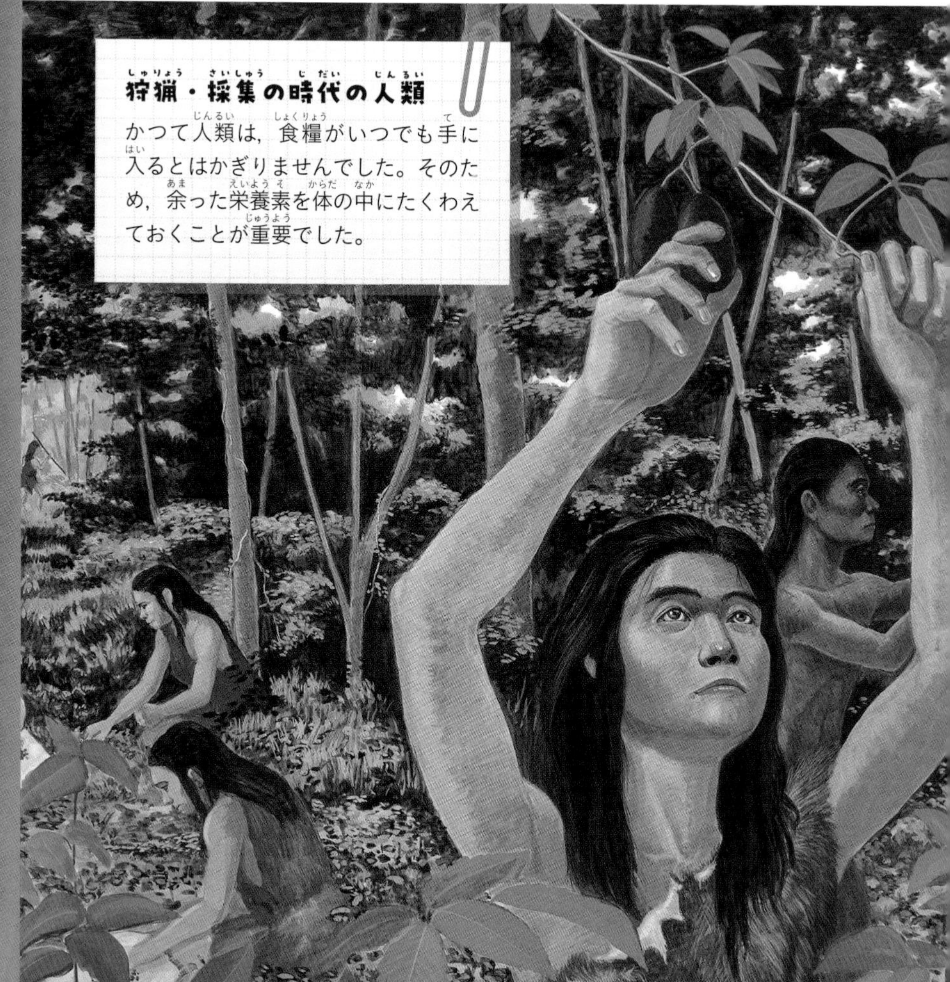

狩猟・採集の時代の人類

かつて人類は，食糧がいつでも手に入るとはかぎりませんでした。そのため，余った栄養素を体の中にたくわえておくことが重要でした。

私たちの体は，なぜ余った栄養素を「脂肪」としてたくわえるのでしょうか？

かつて，人類が狩猟や採集によって食糧を得ていた時代，食事をするのは決して簡単なことではありませんでした。場合によっては，何日も食べられないこともあったはずです。そういうきびしい状況でも生き抜けるように，人類をはじめとする多くの動物たちは，余った栄養素を脂肪として体にたくわえ，食事がとれないときに利用するメカニズムを発達させました。

ところが現代においては，このメカニズムが私たちを苦しめています。**食糧が比較的簡単に手に入る先進国を中心に，肥満の人がふえているのです。**

人体が長い時間をかけて進化させてきた飢餓に対抗するメカニズムは，食糧事情が好転したからといって，急に変えることができないのです。

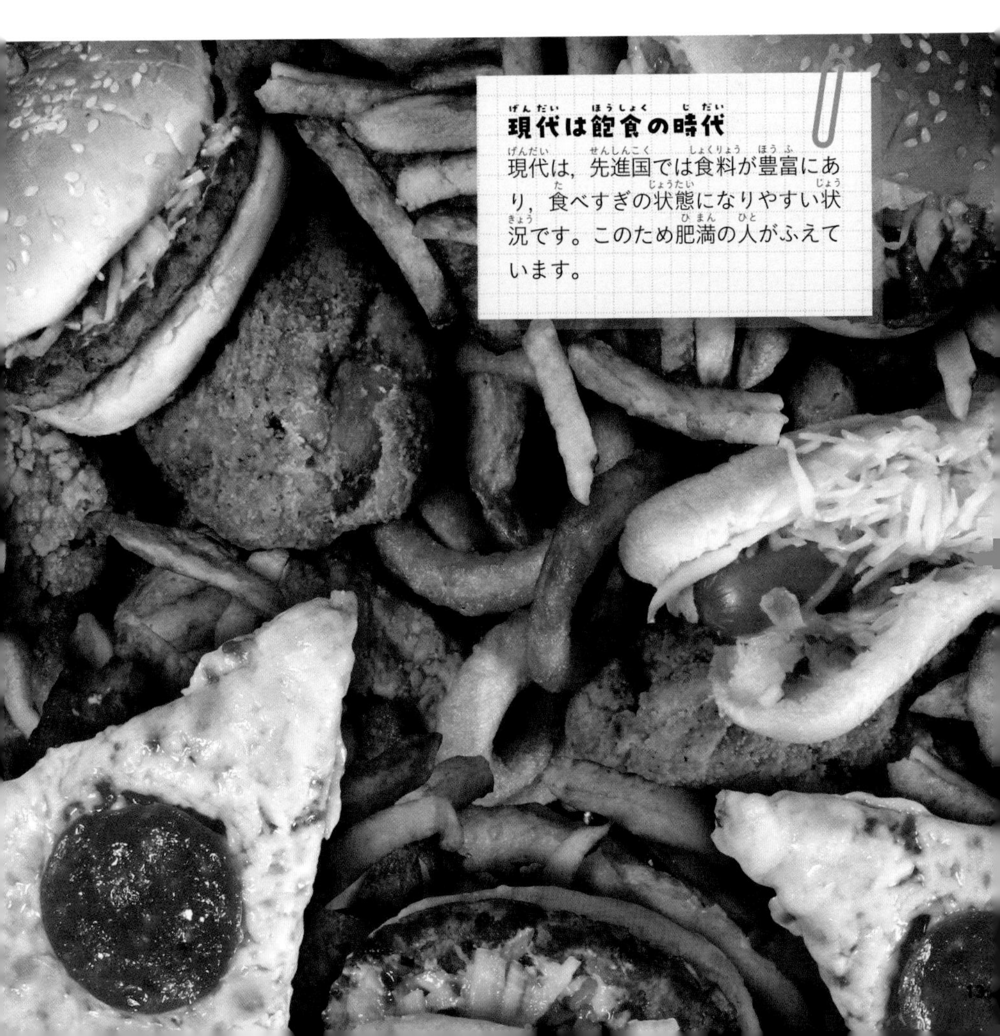

現代は飽食の時代

現代は，先進国では食料が豊富にあり，食べすぎの状態になりやすい状況です。このため肥満の人がふえています。

脂肪になるのは脂質だけではない！

さまざまな食品に含まれる栄養素

食品に含まれる栄養素の種類や割合は，食品ごとにことなります。イラストでは，私たちの食卓に並ぶ食事の例と，どんな食品の中に，どんな栄養素がたくさん含まれているのかを示しました。

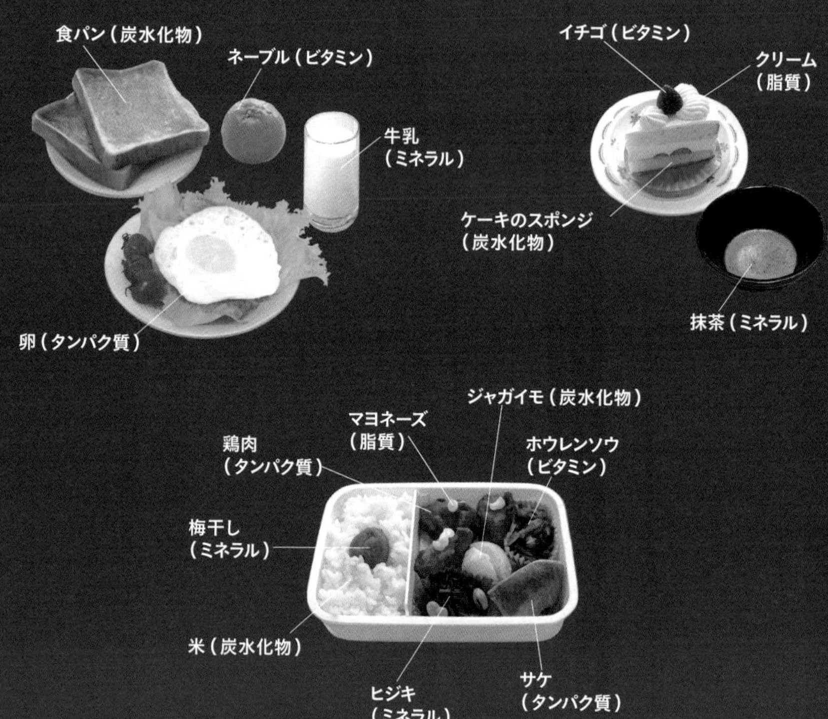
食パン（炭水化物）
ネーブル（ビタミン）
牛乳
（ミネラル）
卵（タンパク質）
イチゴ（ビタミン）
クリーム
（脂質）
ケーキのスポンジ
（炭水化物）
抹茶（ミネラル）
ジャガイモ（炭水化物）
マヨネーズ
（脂質）
鶏肉
（タンパク質）
ホウレンソウ
（ビタミン）
梅干し
（ミネラル）
米（炭水化物）
ヒジキ
（ミネラル）
サケ
（タンパク質）

食べ物に含まれている栄養素は，「炭水化物（糖質）※」「脂質」「タンパク質」「ビタミン」「ミネラル」の5種類に分けられます。**このうち，炭水化物，脂質，タンパク質を三大栄養素（エネルギー産生栄養素）といいます**。

炭水化物は，ご飯（米）やパン，麺類，砂糖などに含まれており，体の主要なエネルギー源となります。脂質とは，いわゆる「油」のことで，体の各細胞の「細胞膜」の材料などとして使われています。タンパク質は，肉や魚などに多く含まれ，体をつくる材料などとして使われます。

三大栄養素はいずれも，体の中で余ると脂肪につくりかえられ，「白色脂肪細胞」に蓄積されます（くわしくは40ページ）。つまり，これらを食べすぎると太るわけです。

10ページでものべたように，体にたくわえられた脂肪は，必要に応じてエネルギー源として利用（消費）されることになります。

※：炭水化物は，糖質と食物繊維を合わせた総称。

各料理や食品に含まれるカロリーのめやす

料理名・食品名（分量：主な食材の重さ）	カロリーの値
ご飯（1膳：炊飯ずみ130g）	220kcal
食パン（6枚切り1枚：70g）	180kcal
カレーライス（1皿：ご飯180g）	670kcal
親子丼（1杯：ご飯210g）	570kcal
チャーハン（1皿：ご飯210g）	650kcal
ラーメン（1杯：麺120g）	480kcal
焼きそば（1皿：麺150g）	550kcal
きつねうどん（1杯：うどん260g）	520kcal
ミートソースパスタ（1皿：麺100g）	700kcal
とんかつ（1皿：豚肉100g，ご飯など除く）	520kcal
ぎょうざ（7個：ひき肉50g）	270kcal
からあげ（1人前：鶏肉150g）	390kcal
ハンバーグ（1皿：ひき肉80g）	510kcal
サバのみそ煮（1皿分：サバ80g）	240kcal
ショートケーキ（1切れ：100g）	344kcal
ミルクチョコレート（板チョコ1枚：100g）	560kcal

各数値は，食材の種類や量によっても変わります。数値は『オールガイド食品成分表2014』（実教出版）などを参考にし，1の位は四捨五入してあります。なお，カロリーについては4章でくわしく説明します。

「BMI」で太(ふと)りぐあいを簡単(かんたん)チェック

BMI ＝体重(たいじゅう)(kg) ÷ {身長(しんちょう)(m)}^{2}

身長 180 センチメートル
体重 70 キログラム

BMI ＝ 70 ÷ 1.8^2
を計算すると，
約 21.6 となる

身長 170 センチメートル
体重 70 キログラム

BMI ＝ 70 ÷ 1.7^2
を計算すると，
約 24.2 となる

身長 160 センチメートル
体重 70 キログラム

BMI ＝ 70 ÷ 1.6^2
を計算すると，
約 27.3 となる

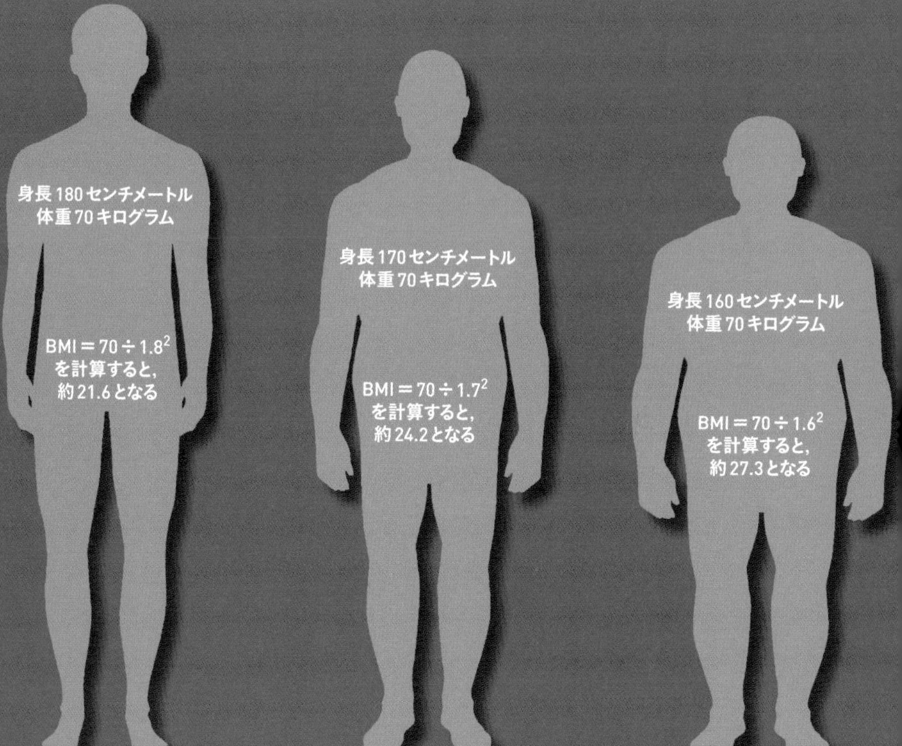

私たちが太るのは，体に脂肪が蓄積されるからです（10ページ）。つまり，太りぐあいを示す指標としては，「体重」よりも「体脂肪率」（体重のうちに脂肪が占める割合）がふさわしいといえます。

しかし，体脂肪率を厳密に測定するのは，簡単ではありません。**そこで重宝されているのが，身長と体重の値をもとにした「BMI（Body Mass Index＝体格指数）」という指標です**。統計上，多くの人のBMIの値は，体脂肪率の値とよく対応しています※。現在，WHO（世界保健機関）や世界各国では，肥満の程度をあらわす指標としてBMIを用いるのが一般的です。

BMIの計算方法は，体重（kg）÷{身長（m）}^{2}です。たとえば，身長160センチメートル（1.6m），体重70キログラムの人のBMIは，70÷（1.6×1.6）＝約27.3です。BMIの値が大きければ大きいほど，肥満の程度が高いことを示しています。

※：一流のスポーツ選手やボディービルダーなど，筋肉が多くて脂肪が少ない人は，BMIの値と体脂肪率の値が対応しません。BMIの値が大きくても，肥満ではありません。

BMI：体格指数

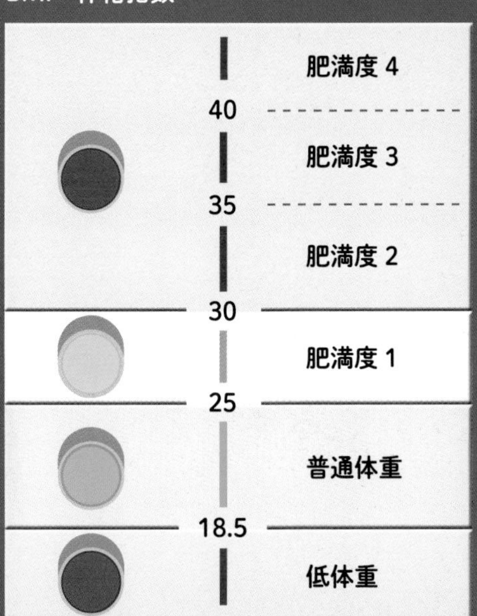

日本の肥満基準は，WHOよりも厳しい

肥満とされる基準は，国によってことなります。WHOの基準ではBMI30以上が「肥満」とされますが，日本ではBMI25以上から「肥満」と分類され，程度によって「肥満度1」から「肥満度4」に分けられています。日本人を含む東アジア人は，食べ物から摂取したエネルギーを内臓脂肪（24ページ）としてためこみやすい傾向にあるからです。

太(ふと)っている子供(こども)は大人(おとな)になっても肥満傾向(ひまんけいこう)

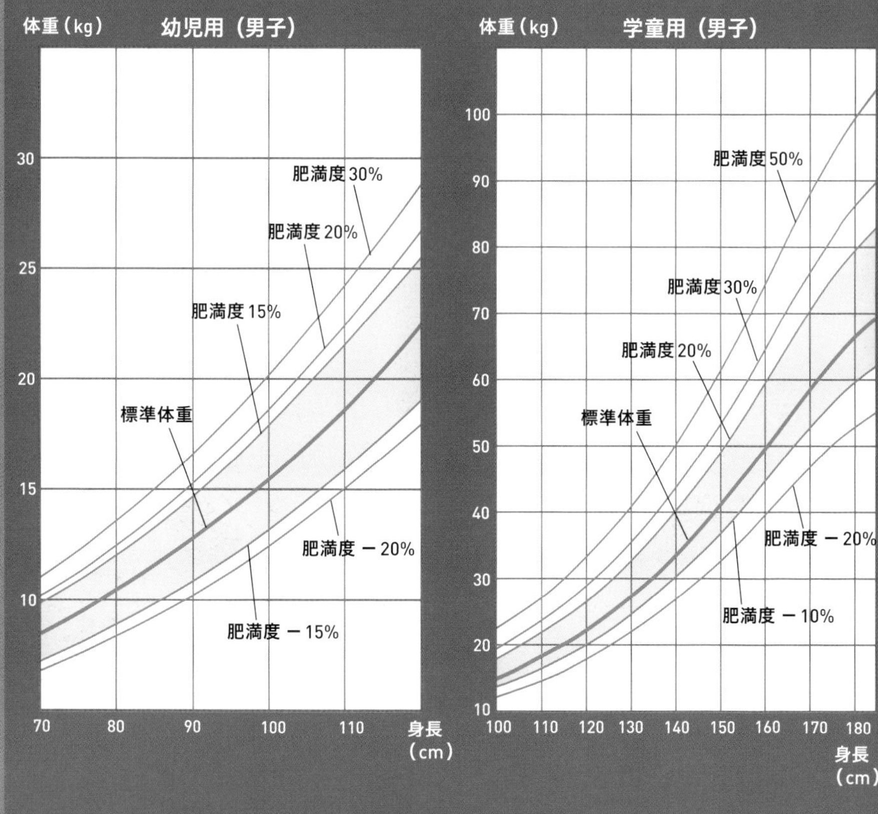

子供の肥満の程度（肥満度）は，「標準体重」に対して「実測体重」が何％上まわっているかを計算することによって判定します。

まず，測定した身長の値に対応する標準体重の値を，下のようなグラフから読み取ります。グラフは幼児用と学童用に分かれており，男女でもことなっています。次に，実測した体重の値から，グラフで読み取った標準体重の値を引き算し，さらにその計算結果を標準体重の値で割り算してから100をかけると，肥満度がみちびきだされます。

幼児は肥満度15％以上で太りぎみ，20％以上でやや太りすぎ，30％以上で太りすぎとされます。学童期以降は肥満度20％以上で軽度肥満，30％以上で中等度肥満，50％以上で高度肥満と判定します。**子供のころに肥満の人は成人後も肥満である傾向があり，注意が必要です。**

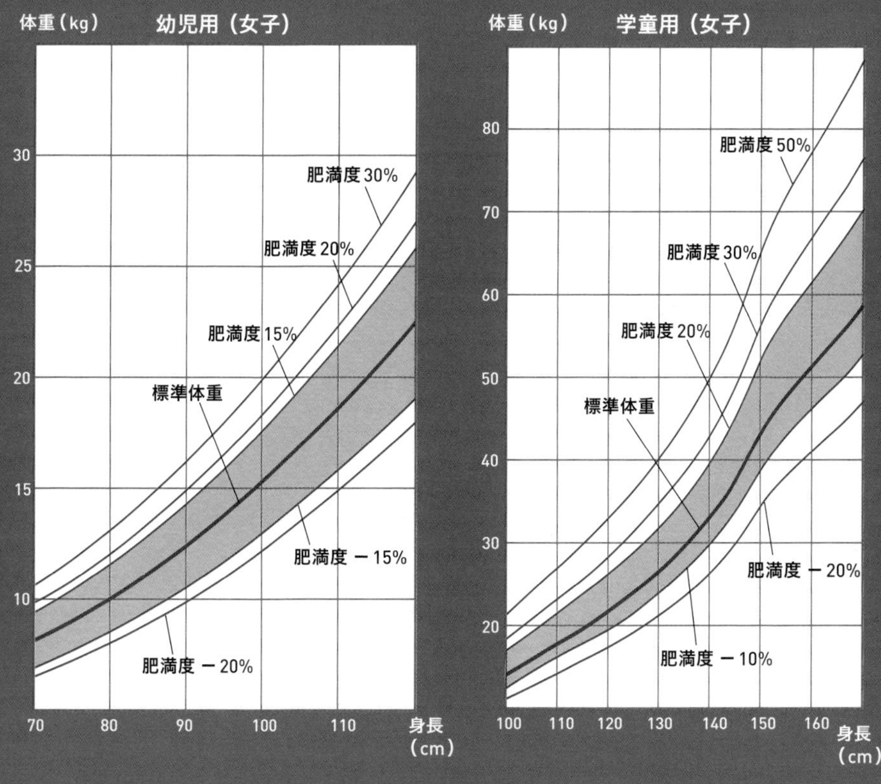

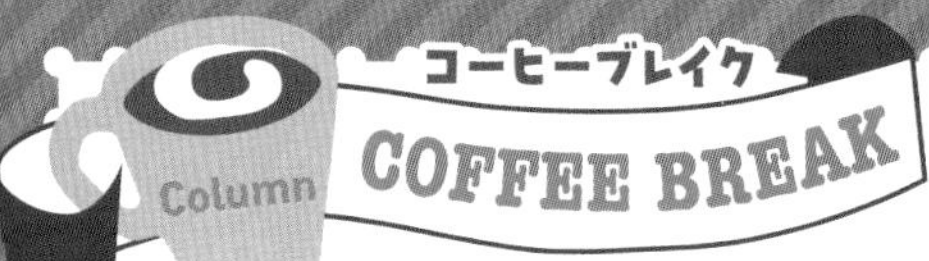

太りすぎの子供にダイエットは必要？

太りすぎの子供は，ダイエットが必要でしょうか？

実は，子供の肥満にはダイエットをさせないことが基本です。成長期の子供は，成長にともなって身長がのびると，自然と成長曲線※の正常範囲に入ってくることが期待されます。**したがって子供の体重は，成長曲線の正常な範囲にのせることを目標にコントロールします**。

もし肥満を生じさせる原因疾患がある場合，まずはその疾患の治療を行います。健康改善などの目的で減量が必要なときは，①毎日の体重測定と記録，②生活自己管理のチェックリストの作成，③朝食を食べる，④給食ではおかわりをしない，⑤夜食は食べない，⑥ジュースを飲まない，⑦おやつの量を守る，⑧スクリーンタイムの制限，⑨家の手伝いをする，などを意識しましょう。

※：いろいろな年齢の子供を男女別に多数集めて身長と体重を測定し，年齢別の平均値をグラフ化したもの。

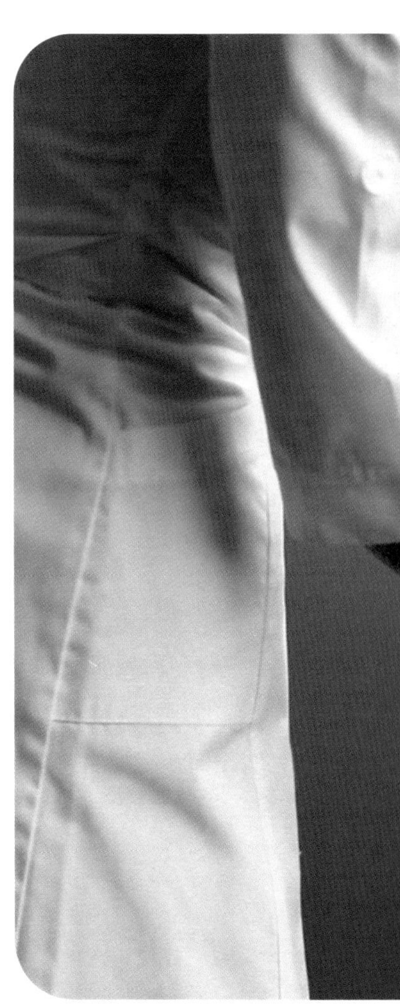

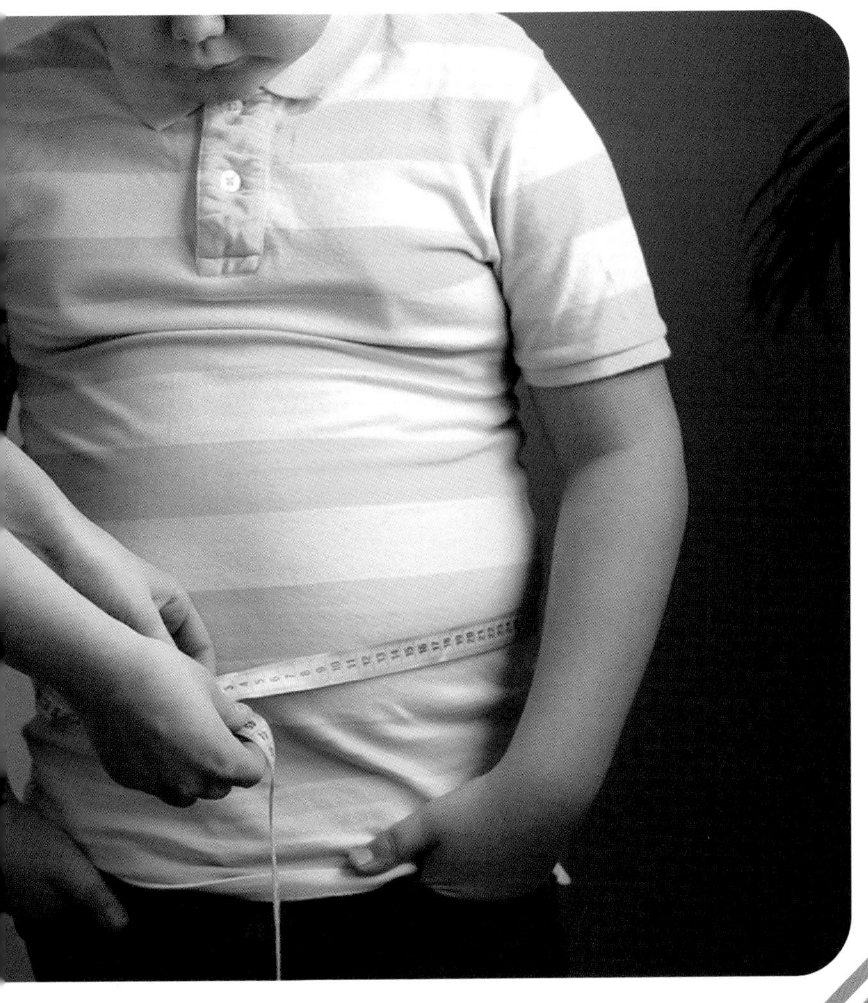

太る生活とやせる生活

生活のリズムを変えて“やせ体質”へ

太る生活とやせる生活のちがいをまとめました。太らないための食事方法や運動方法については，4〜5章で紹介します。

太る生活

夜遅くの運動
体内時計を遅めて夜型の生活につながってしまいます。

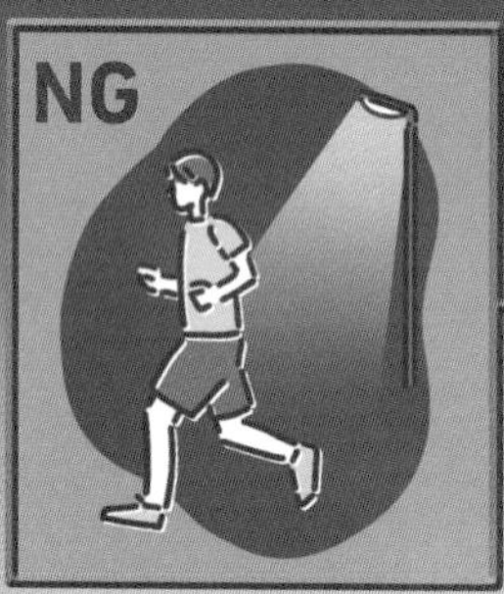

夜食を食べる
夜中にとった食事は最も脂肪として蓄積されやすいことが知られています。

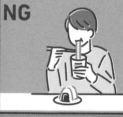

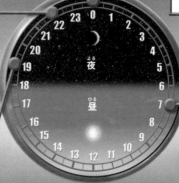

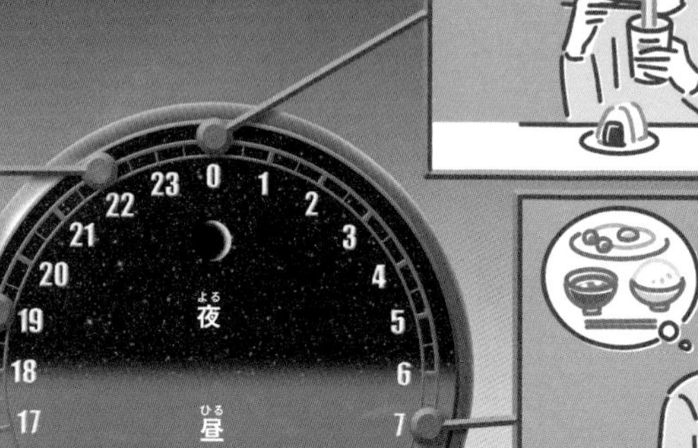

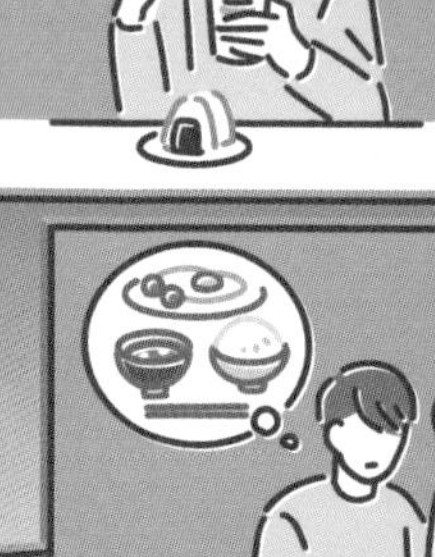

朝食を抜く
体内時計がリセットされず，生活の夜型化がおきます。

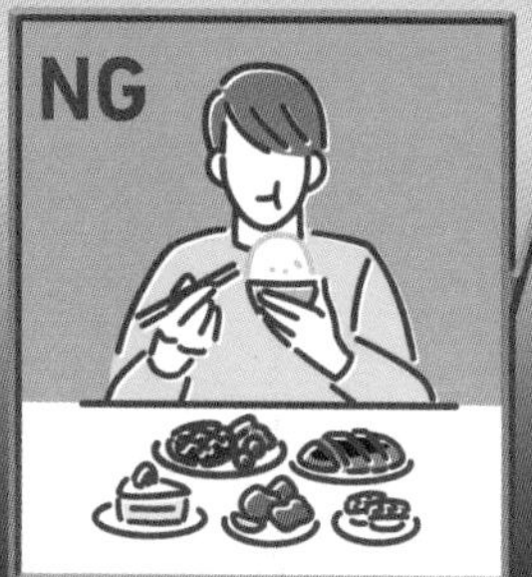

夕食を多めに食べる
夕食後は朝昼にくらべて血糖値が上がりやすいことが知られています。細胞は脂肪をためこみやすくなります。

次のような研究※があります。肥満の人を二つのグループに分け，1日の摂取カロリーを固定して，一方のグループは朝食の摂取エネルギーを最も多く，もう一方のグループは夕食の摂取エネルギーを最も多くしました。すると，朝食のエネルギーを多くしたグループに，体重や腹囲の明らかな減少がみられました。

夜にとったエネルギーが脂肪になりやすいのは，私たちの体に存在する「時計遺伝子」が関係しています。多くの人が朝になると活動をはじめ，夜になると眠くなるのは，時計遺伝子によるものです。

時計遺伝子の一つ「BMAL1」は，脂肪の合成をうながします。BMAL1のはたらきは1日周期で変動し，夜の10時から夜中の2時ごろに最も高まります。

つまり，健康的にやせるには，BMAL1がよくはたらいている夜間の食事をひかえ，朝食をたっぷり食べるとよいでしょう。

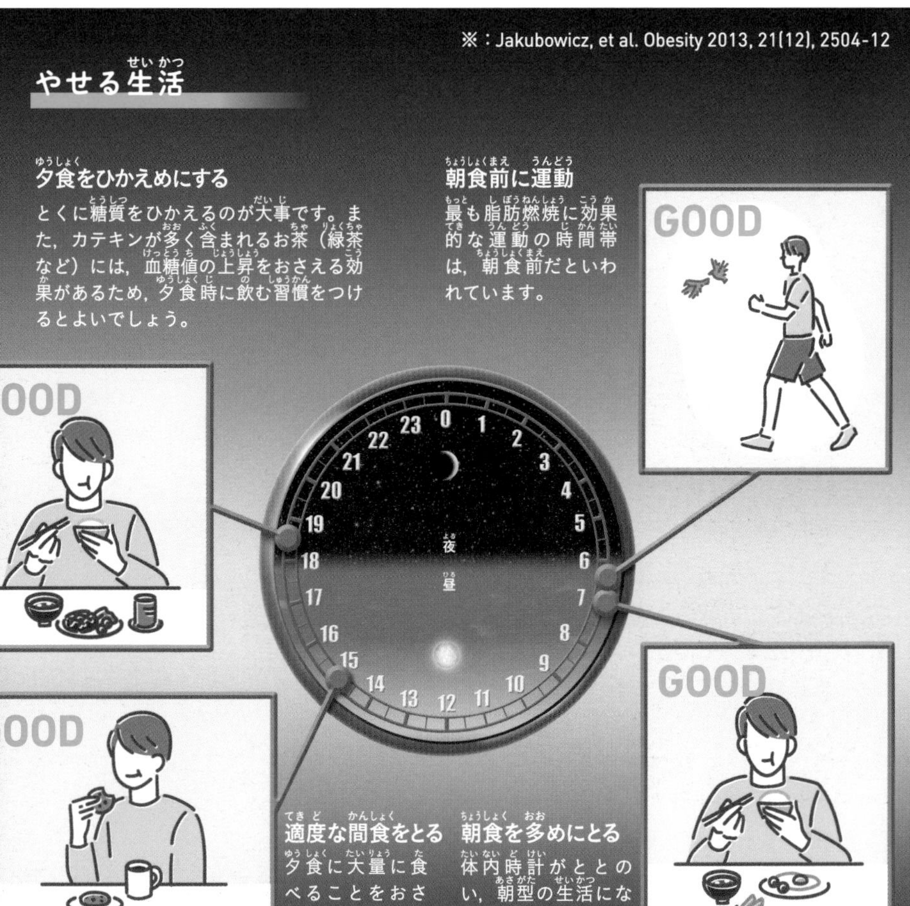

※：Jakubowicz, et al. Obesity 2013, 21(12), 2504-12

やせる生活

夕食をひかえめにする
とくに糖質をひかえるのが大事です。また，カテキンが多く含まれるお茶（緑茶など）には，血糖値の上昇をおさえる効果があるため，夕食時に飲む習慣をつけるとよいでしょう。

朝食前に運動
最も脂肪燃焼に効果的な運動の時間帯は，朝食前だといわれています。

適度な間食をとる
夕食に大量に食べることをおさえられます。

朝食を多めにとる
体内時計がととのい，朝型の生活になります。

まずは太るしくみを知ろう

脂肪細胞が“太る”と病気のリスクが高まる

肥大化した内臓細胞が分泌するホルモン

太っている人の内臓脂肪細胞がだすホルモンによって，全身にわたって影響がおきるようすをえがきました。

体につく脂肪は，大きく3種類に分けられます。①皮膚のすぐ下につく「皮下脂肪」，②胃や腸などにつく「内臓脂肪」，③肝臓や筋肉，膵臓など，本来たまるはずのない場所に蓄積される「異所性脂肪」です。このうち，最も健康状態の悪化につながりやすいのが内臓脂肪です。

太っている人の脂肪細胞[※1]**は，脂肪をためこみ，やせている人にくらべて肥大化しています**。近年，内臓脂肪の脂肪細胞は，たんに脂肪を貯蔵するだけではなく，さまざまなホルモンを放出する「内分泌器官」としての役割をもつことがわかってきました。**そして，脂肪細胞が肥大化すると，分泌されるホルモンの種類や量が変化し，全身にわたるさまざまな病気のリスクが高まるのです**。

やせるというのは，見た目の問題だけでなく，病気のリスクを減らすという大きな利点もあるのです。

※1：脂肪や糖をたくわえる細胞。くわしくは40ページ。

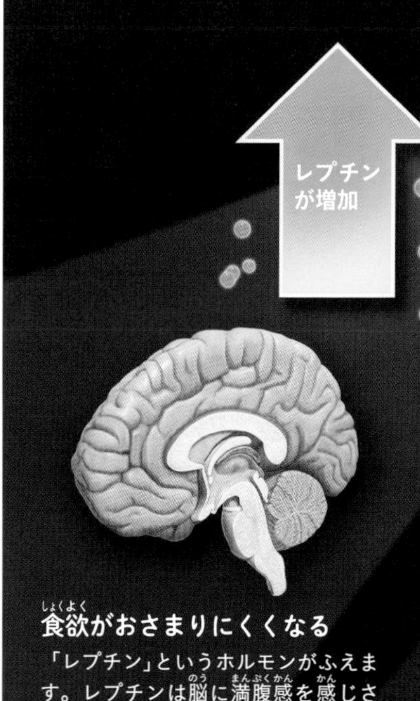

食欲がおさまりにくくなる

「レプチン」というホルモンがふえます。レプチンは脳に満腹感を感じさせるはたらきがありますが，大量に放出されるとレプチンがききづらくなり，逆に食欲がおさまりにくくなります。

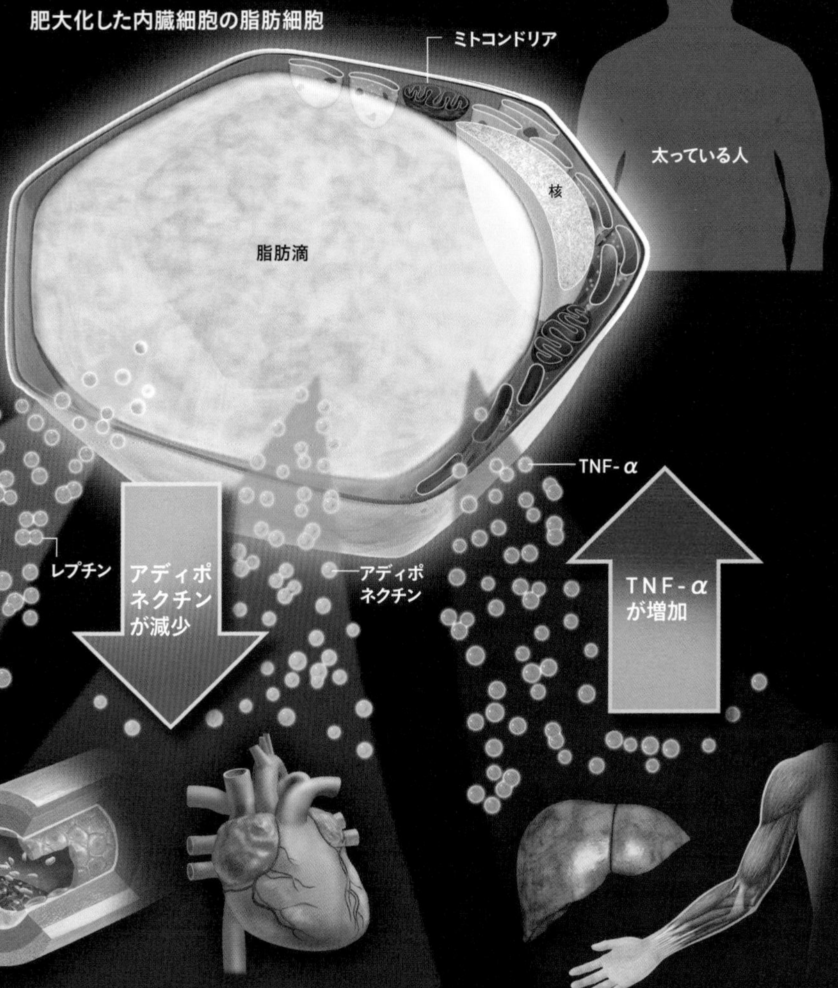

動脈硬化や心疾患のリスクが高まる

「アディポネクチン」というホルモンには，心臓の機能を保護したり，動脈硬化をおさえたりするはたらきがあります。肥満の人の脂肪細胞ではアディポネクチンの分泌量が減り，心不全や脳卒中などのリスクが上昇します。

糖尿病のリスクが上昇する

「TNF-α」というホルモンの分泌量が増加します。TNF-αは，インスリン※2に対する反応性を下げるはたらきがあるため，糖尿病のリスクが上昇します。

※2：膵臓から分泌されるホルモンの一種。糖の代謝を調節し，血糖値を一定に保つはたらきをもちます。

睡眠不足は体を太らせる？

睡眠時間と肥満を調べた論文を集めて比較した研究があります。**それによれば，睡眠時間が短い人ほど肥満の傾向にあることがわかりました**。また，大人の場合では7時間睡眠をとっている人より，6時間睡眠をとっている人のほうが体重がおよそ1キログラム多いということも調査から読みとれます。

睡眠と肥満のくわしい因果関係はわかりませんが，もし睡眠不足が肥満をまねいているとすれば，次の二つのしくみが考えられます。

一つは，食欲に関係するホルモンの変化です。睡眠不足になると，食欲を増加させるホルモンの分泌量がふえる一方で，食欲をおさえるホルモンの分泌量が減ります。その結果，食べる量がふえると考えられます。

もう一つは，運動不足です。睡眠が足りていないと，昼間でも眠くなり，疲労感が強くなります。そのため，運動をしなくなり，体を太らせてしまうのです。

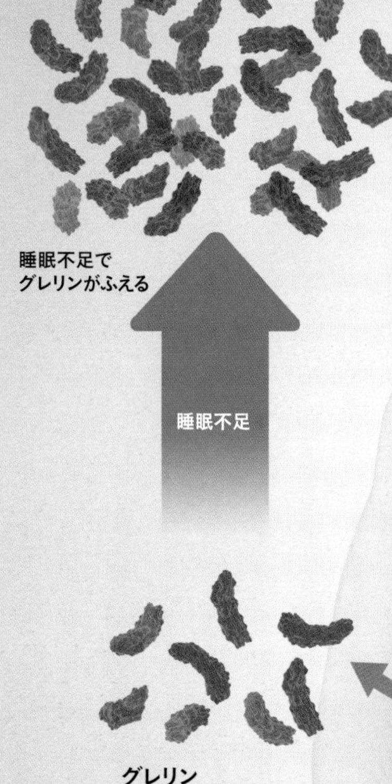

睡眠不足がホルモンの分泌量を変化させる

主に胃でつくられるグレリンは，食欲を高めるホルモンです。睡眠不足がつづくとグレリンがふえます。さらに，食欲を下げるホルモンであるレプチンが減り，食欲をおさえにくくなります。

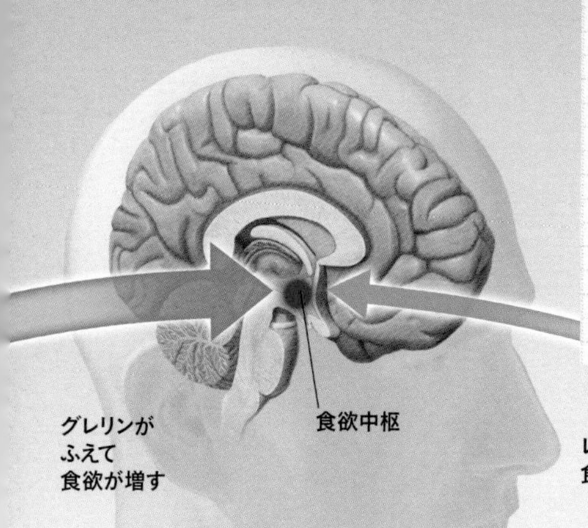

レプチンが減って
食欲がおさえられない

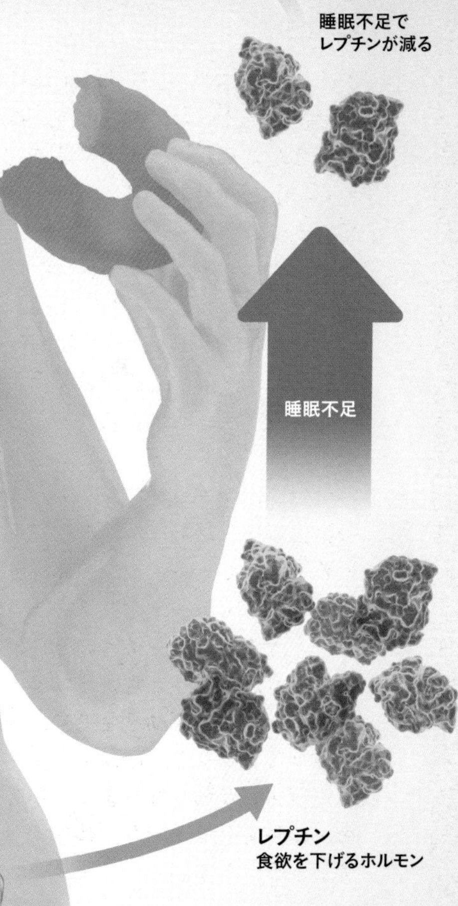
睡眠不足で
レプチンが減る
睡眠不足
レプチン
食欲を下げるホルモン

胃

脂肪細胞

太る原因は「おなかの中」にある!?

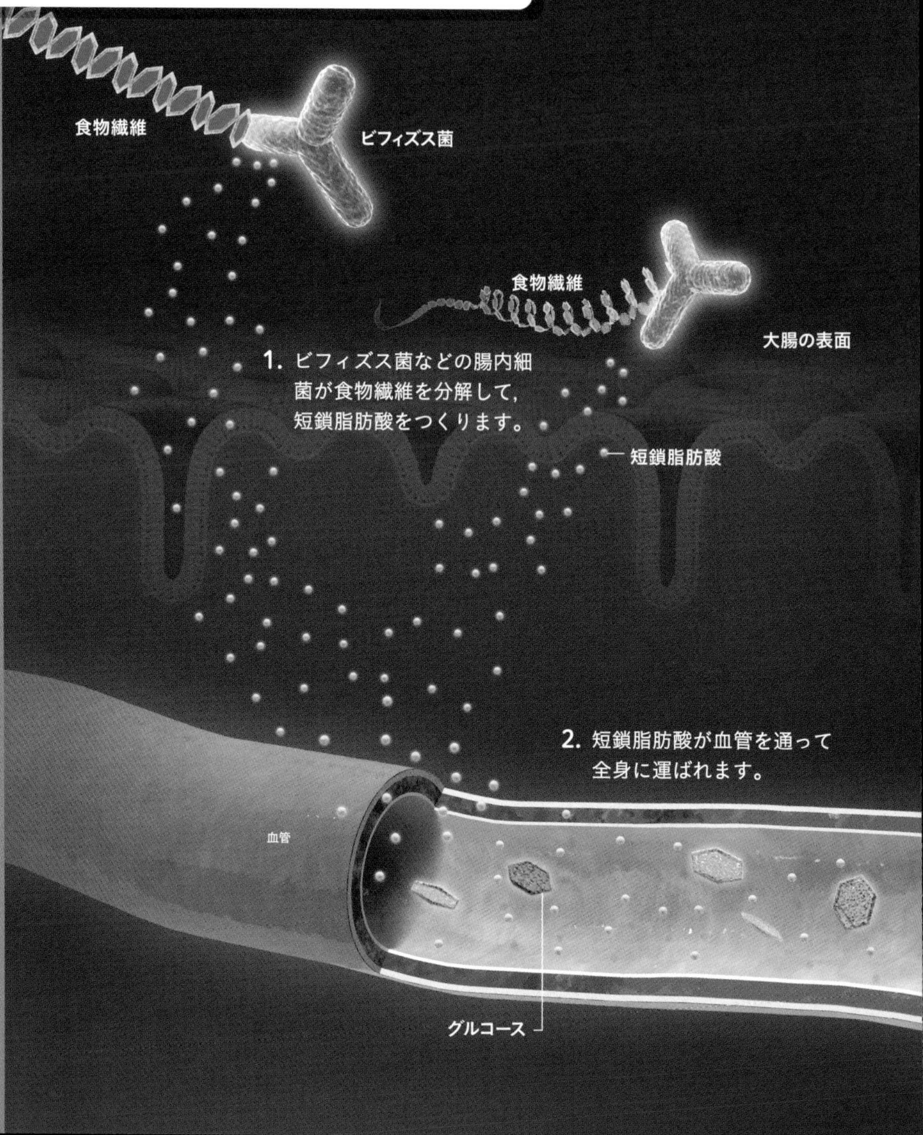

食物繊維

ビフィズス菌

食物繊維

大腸の表面

1. ビフィズス菌などの腸内細菌が食物繊維を分解して，短鎖脂肪酸をつくります。

短鎖脂肪酸

2. 短鎖脂肪酸が血管を通って全身に運ばれます。

血管

グルコース

私たちの腸内にはおよそ1000種類，40兆個以上の細菌が生息しています。これらの腸内細菌には，食べたものの消化・分解を助けるはたらきがあります。腸内細菌の種類や割合は，人によって多様です。**近年，この腸内細菌の種類の個人差が，太りやすさと深い関係にあることがわかってきました。**

特定の腸内細菌が食物繊維※などを分解する際につくりだす物質に，「短鎖脂肪酸」があります。短鎖脂肪酸は脂肪細胞にはたらきかけ，脂肪をためこむのを防ぐことが知られています。**そして太っている人は，短鎖脂肪酸をつくりだす腸内細菌が，やせている人と比較して少ないことが研究によってわかりました。**

短鎖脂肪酸をふやすおすすめの方法は，そのもととなる食物繊維を多くとることです。食物繊維は，根菜類・豆類・きのこ類・海藻類などに多く含まれます。また最近の研究では，イモ類や寒天などに含まれる「多糖」が，より短鎖脂肪酸につくり変えられやすいこともわかっています。

※：小腸で消化・吸収されずに，大腸まで達する食品成分。整腸効果をはじめ，血糖値の上昇をおさえたり，血液中のコレステロール濃度を低下させたりする機能が明らかになっています。

おなかの中の細菌が肥満をおさえる

腸内細菌が生みだす短鎖脂肪酸が血管を通って全身に運ばれ，脂肪細胞のグルコース（ブドウ糖）のとりこみをおさえるようすをえがきました。

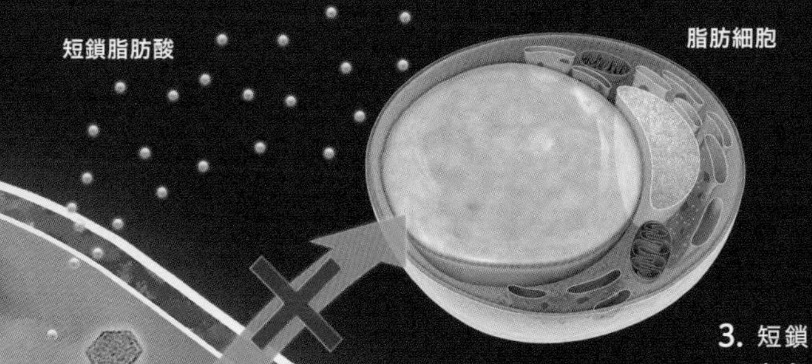

3. 短鎖脂肪酸が脂肪細胞にはたらきかけ，グルコースのとりこみをおさえます。

おなかの中を改善すると睡眠も改善する

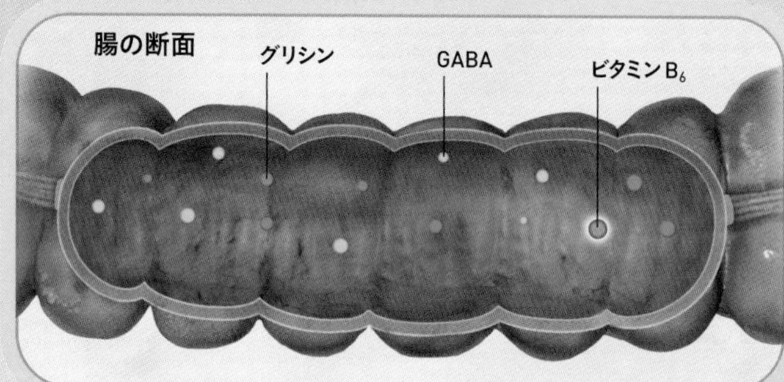

・セロトニンが枯渇
・ビタミンB_6が非常に少ない
・グリシン，GABAが増加

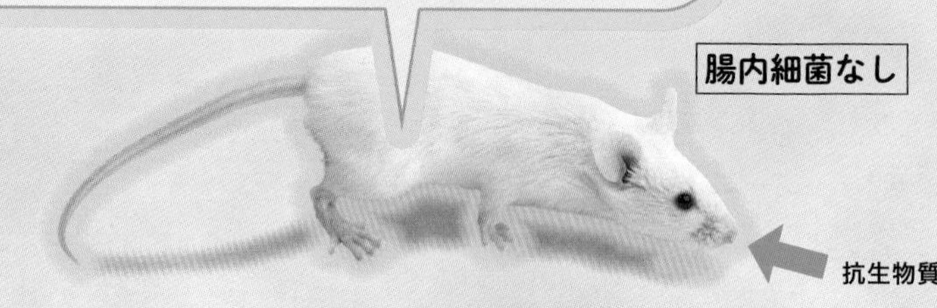

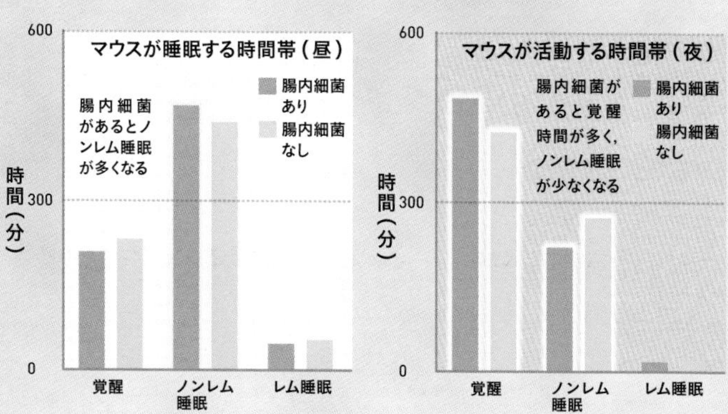

ノンレム睡眠とレム睡眠

ヒトの睡眠は「ノンレム睡眠」と「レム睡眠」に分類されます。レム睡眠では脳が活発にはたらき，ノンレム睡眠では記憶の整理や定着が行われています。

前ページでは，腸内細菌の種類と太りやすさの関係について説明しました。また，26ページでは，睡眠時間が短い人ほど肥満傾向にあることを紹介しました。**そして，腸内細菌と睡眠にも因果関係があることがわかってきました。**

2020年，筑波大学の研究チームは，マウスに抗生物質を投与して腸内細菌を除去し，通常のマウスと比較するという実験を行いました※。すると，“腸内細菌除去マウス”では，睡眠と覚醒のリズムがくずれ，起きている時間と眠っている時間とのメリハリが弱まったのです。

また，“腸内細菌除去マウス”の腸管では，神経伝達物質の変動がみられました。こうしたことが神経活動に変化をおこさせ，睡眠にも変化がおきたと考えられています。

腸内細菌を整えることは，睡眠の改善，ひいては肥満の改善にもつながるようです。

※：Ogawa Y, et al. Sci Rep 10, 19554 (2020). doi:10.1038/s41598-020-76562-9

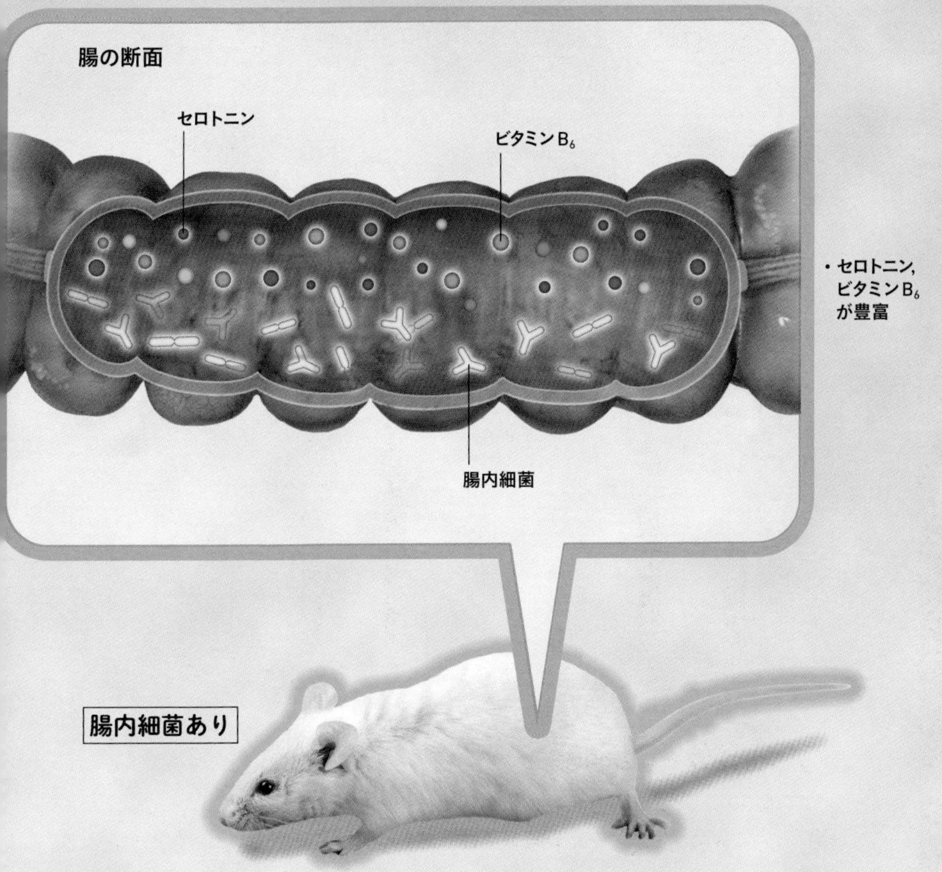

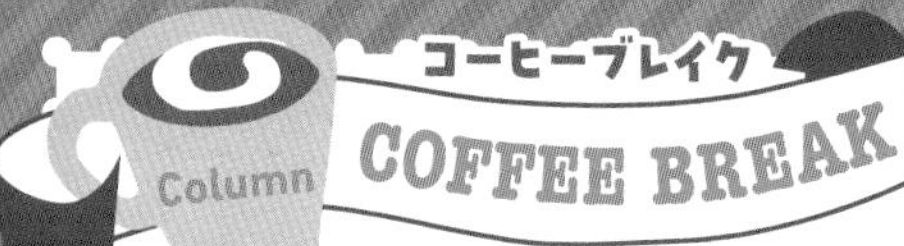

ブタは，太っていない

ブタは一般的に，太っている動物とみなされているのではないでしょうか。**しかし実は，ブタは太っていません**。

食肉用のブタは，成長すると，体長が1～2メートル，体重が200～380キログラムに達します。この数字だけを見ると，ブタは太っているかのように感じられます。**しかしブタの体脂肪率は，平均で18％程度といわれています**。ヒトで「普通」とされる体脂肪率のめやすは，男性が10％以上20％未満，女性が20％以上30％未満です。ブタの体脂肪率は，ヒトとくらべて，決して高いわけではないのです。

ヒトの場合，「軽度肥満」とされる体脂肪率のめやすは，男性が20％以上25％未満，女性が30％以上35％未満です。「肥満」とされる体脂肪率のめやすは，男性が25％以上，女性が35％以上です。一方，「やせ」とされる体脂肪率のめやすは，男性が10％未満，女性が20％未満です。

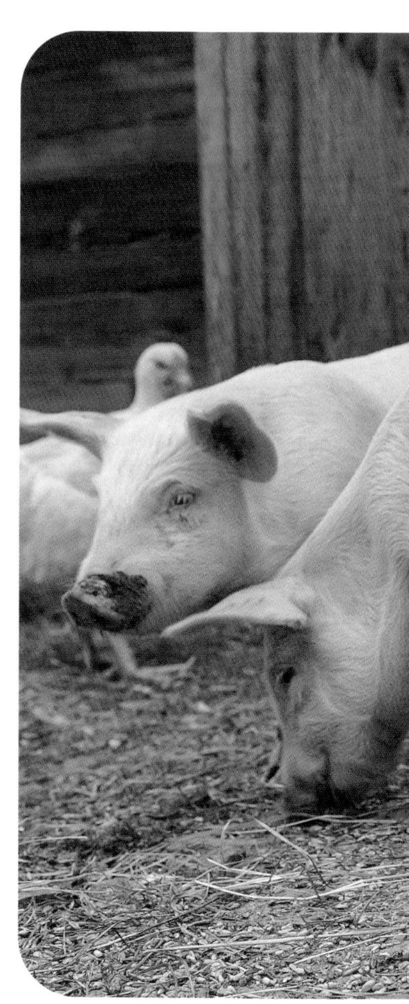

あなたの体脂肪率は？

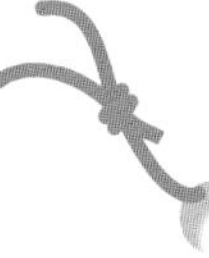

体重といっしょに体脂肪率をはかれる「体組成計」で，自分の体脂肪率をはかってみましょう。ただし，家庭用の体組成計は，そのときの体の水分の分布や水分量によって，体脂肪率の測定結果が変化します。体脂肪率を正確にはかることはできませんが，毎日同じ時刻にはかるなどで，体脂肪率のおおよその値と，増減の傾向を知っておくとよいでしょう。

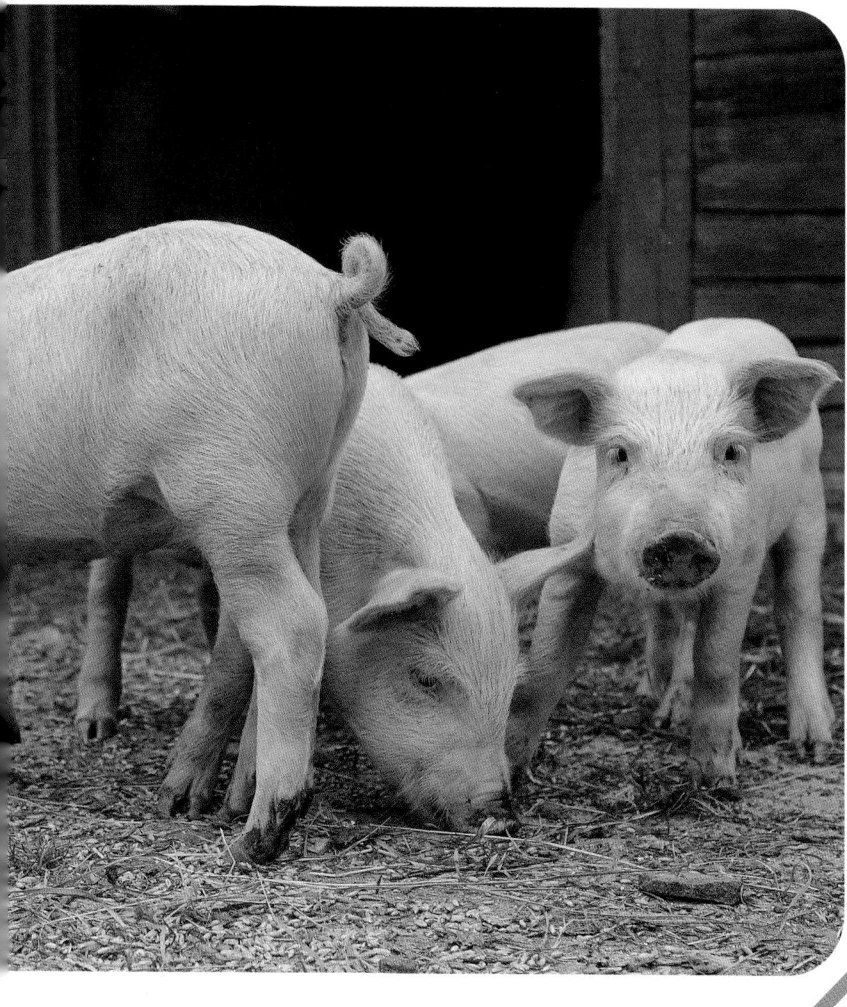

2

めざせ，やせ体質！
栄養と代謝のしくみ

私たちが食べ物から摂取した栄養素は，体の中でどのように使われたり，蓄積されたりするのでしょうか。2章では，健康的に格好よくやせるために欠かせない知識として，栄養と代謝のしくみを紹介します。

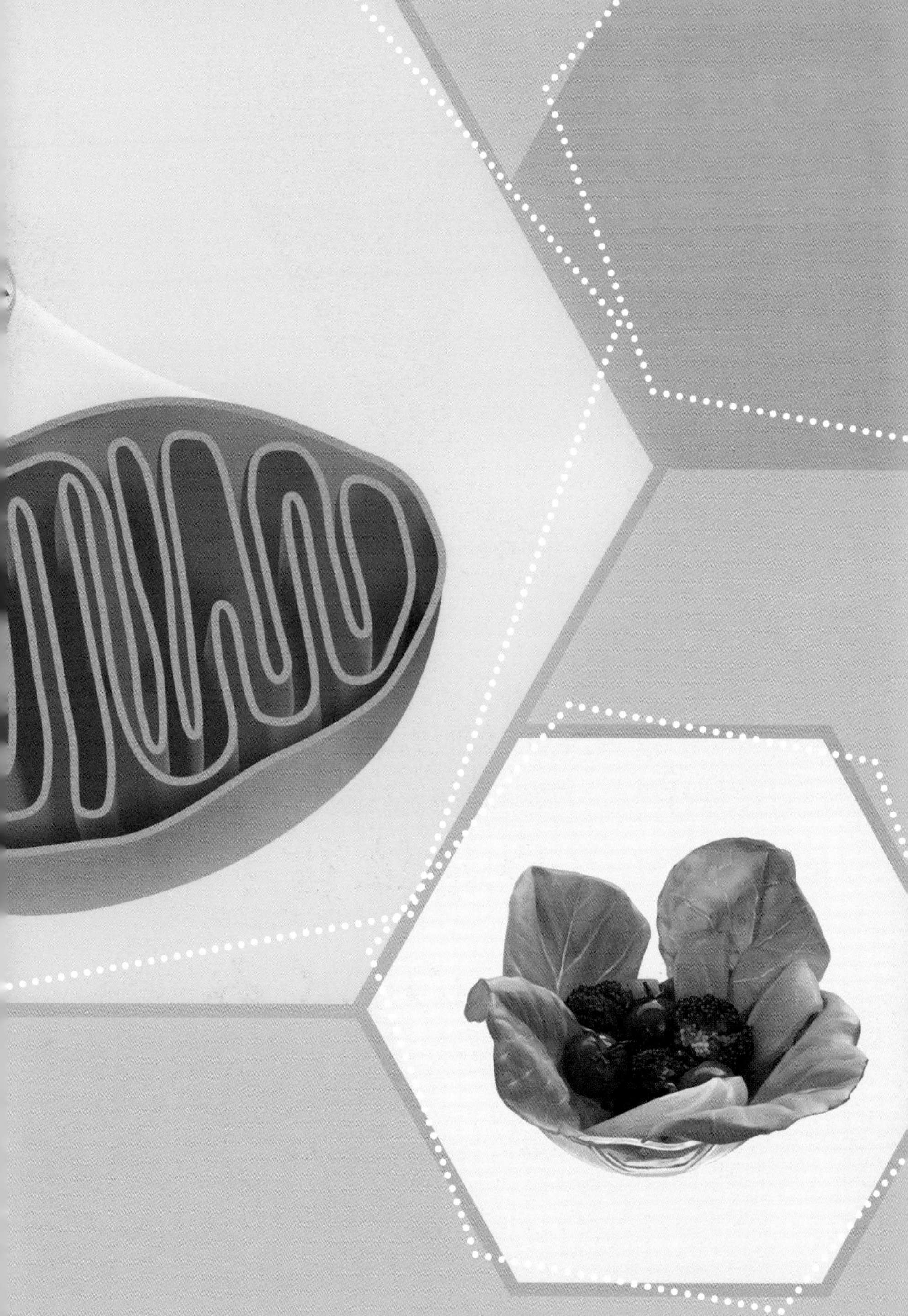

そもそも「代謝」って何？

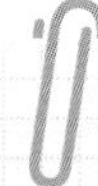

食べ物に含まれる5種類の栄養素

イラストでは，食事に含まれる5種類の栄養素をえがきました。これらの栄養素のうち，エネルギーのもとになる「炭水化物（糖質）」「脂質」「タンパク質」は私たちの体を動かしたりするエネルギー源になったり，体をつくるための材料になったりしています。

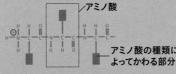

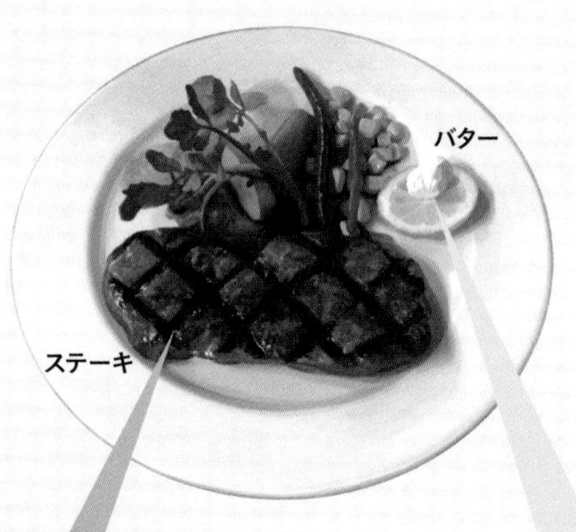

タンパク質

タンパク質の一部

アミノ酸

アミノ酸の種類によってかわる部分

動物の肉や卵，大豆などに含まれるタンパク質は，アミノ酸（上の図の囲み）という20種類の分子が50〜2000個つながってできています（50ページ）。

脂質

パルミチン酸

脂質は数個〜二十数個の炭素原子（上の図の折れ線のとがった部分）がつながった「脂肪酸」（上の図はパルミチン酸）でできています（54ページ）。

私たちは体の外から栄養素を取り入れて，生命を維持しています。栄養素は，いくつもの分子がつながった“大きな分子”として，食べ物に入っているのが普通です。“大きな分子”をそのまま細胞で吸収することはできないため，まずは栄養素を単純な分子に分解することが必要です。**このはたらきが「消化」とよばれます**。

栄養素を単純な分子に分解して，筋肉や臓器を動かすもとになるATP※をつくり，そこからエネルギーを産生することを「異化」といいます。一方，栄養素を消費して，グリコーゲンや中性脂肪，細胞の構成成分となるタンパク質などをつくることを「同化」といいます。**この異化と同化のはたらきを合わせて「代謝」といいます**。健康的に正しくやせるためには，私たちの体を動かすエネルギー源である栄養素が，どのように体の中で代謝されているのかを知ることが重要です。

※：アデノシン三リン酸。くわしくは48ページ。

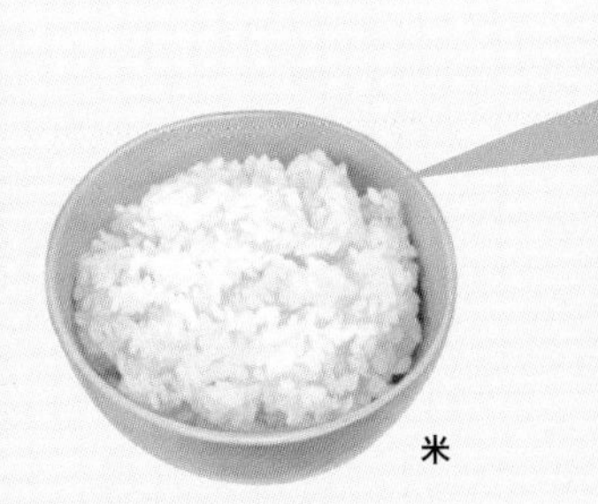
米

炭水化物（糖質）

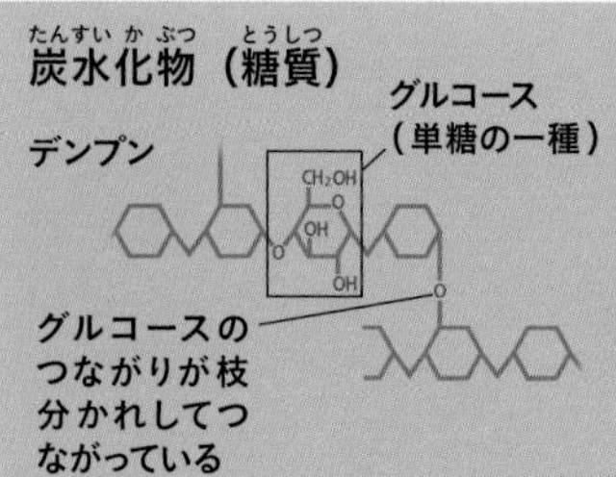

単糖（左の図の囲み）がつながってできたものを炭水化物といいます。穀類やイモには，グルコースという単糖を数十～数万個つなげてできたデンプン（左の図）が含まれます（46ページ）。

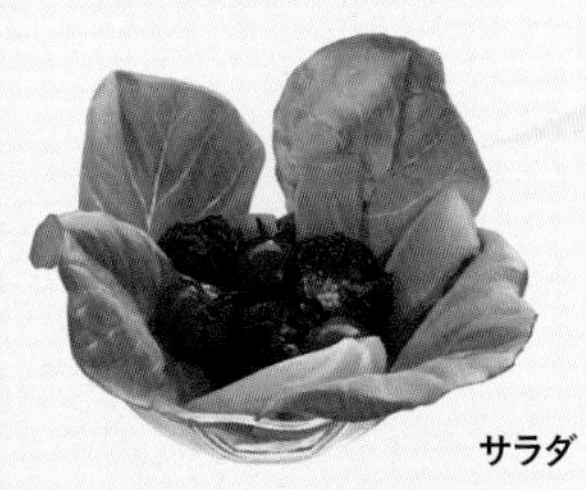
サラダ

ビタミン

ビタミンC

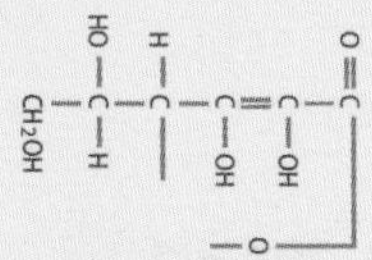

体に必要な量は圧倒的に少ないのですが，体内ではほとんど合成されないため，必ず食べ物からとらなければなりません。左の図はビタミンCをあらわしています（56ページ）。

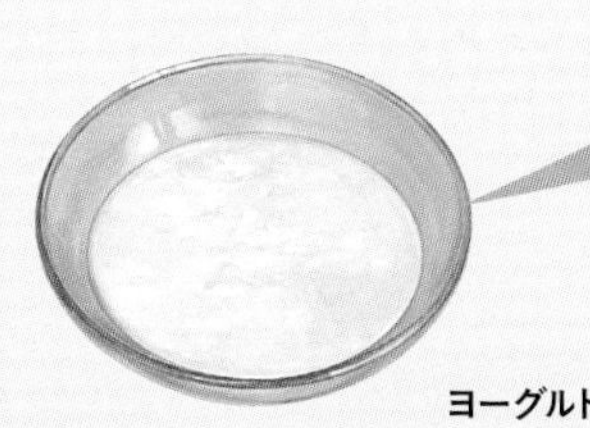
ヨーグルト

ミネラル

カルシウム Ca　リン P　カリウム K

ナトリウム Na　マグネシウム Mg

体内に存在する元素のうち，炭素，酸素，水素，窒素以外の元素をさしています。体に必要な量はわずかです（58ページ）。

「基礎代謝」をこえて食べると脂肪になる

体重１キログラムあたりの，１日の基礎代謝の量（年齢別）

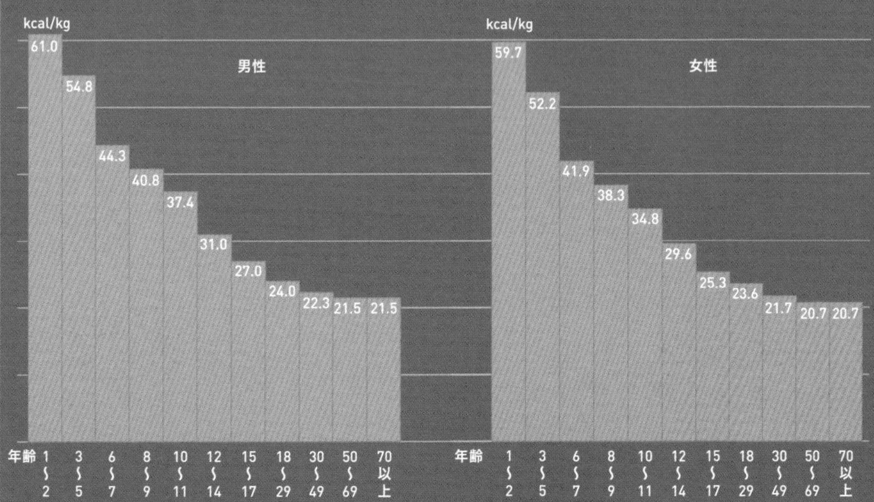

グラフの数値に自分の体重をかけ合わせれば，およその基礎代謝の量が求められます。ただし脂肪組織は基礎代謝の量が比較的少ないため，太っている人は，体重の増加ほどには基礎代謝が多くなりません。

何もしないでじっとしているときに，生命維持のために消費される必要最小限のエネルギーのことを，「基礎代謝」といいます。たとえば筋肉（骨格筋）は，1日あたり，1キログラムにつき約13キロカロリーを消費します。

一般的に，成人後は年齢を重ねると基礎代謝の量が下がります。これは多くの人が年をとるとともに筋肉の量が減少していくためです。

1日の消費エネルギーの合計は，基礎代謝の値に，その人の生活に応じた数値をかけ合わせることで推定できます。座っていることが多い人は1.5，立ち仕事が含まれる人や軽いスポーツをする人は1.75，立ち仕事が中心の人やはげしいスポーツをする人は2.0をかけます。

1日の消費エネルギーよりも多くのカロリーを食べ物からとると，余ったエネルギーは脂肪になって蓄積されます。

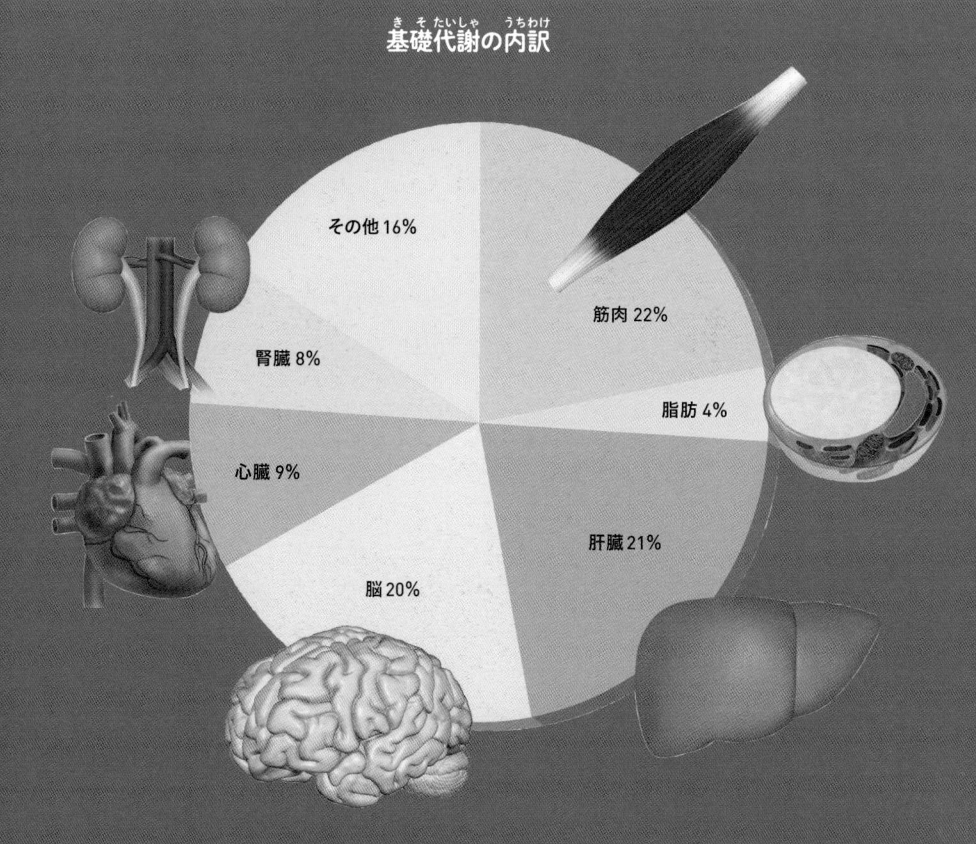

基礎代謝のうち，体の各器官や組織がどれくらいの割合でエネルギーを消費しているかを示しました。筋肉の22%，肝臓の21%，脳の20%などが目立ちます。

脂肪の貯蔵庫「白色脂肪細胞」

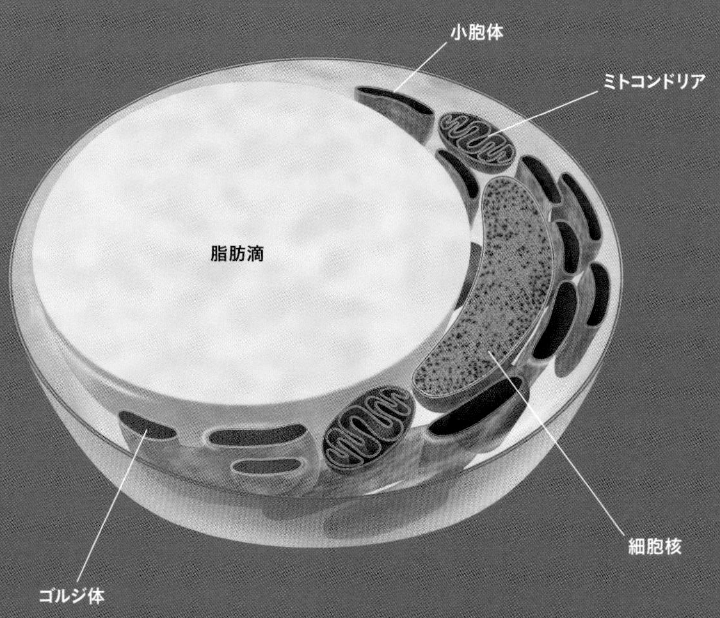

標準体重の人の白色脂肪細胞の断面をえがきました。
白色脂肪細胞の体積の大部分は，脂肪滴（油滴）が占めています。

体の中で脂肪をためる貯蔵庫の役割を果たしているのが，「白色脂肪細胞」です。

白色脂肪細胞は腸のまわりなどの内臓，皮膚の下，筋肉など，体の中のさまざまな場所に存在します。一般的な成人の体には250億～300億個ほどの白色脂肪細胞があり，平均すると直径約0.08ミリメートル程度の丸い形をしています。通常の細胞と同じように「細胞核」や「ミトコンドリア」といった小器官もそろっていますが，体積の大部分は「脂肪滴（油滴）」です。

体が太ると脂肪滴がさらに大きくなり，白色脂肪細胞が限界までパンパンにふくれあがります。最大で直径0.13ミリメートルほどになり，体積は3倍くらいまで大きくなります。

肥満の初期は白色脂肪細胞が大きくなって脂肪をためこみますが，肥満が進むと，白色脂肪細胞の数がふえていきます。

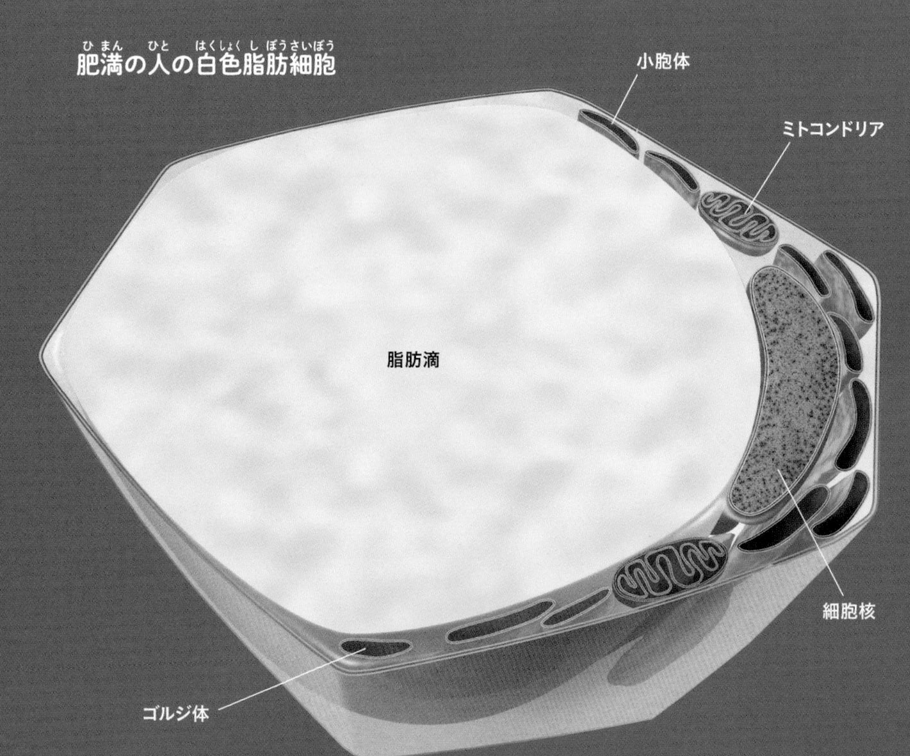

肥満の人の白色脂肪細胞の断面。左ページのイラストと倍率はそろえてあります。肥満の人の白色脂肪細胞では，脂肪滴の量がふえて大きくなっています。細胞どうしが押し合うことで，形は多面体状になります。

栄養素は主に小腸で吸収される

消化は胃で行われていると思われがちですが，栄養素が分解（消化）される主な場所は，小腸です。

小腸の前半部の一部で，胃と小腸をつなぐ「十二指腸」の中には，膵臓でつくられる膵液が分泌されています。膵液の中には炭水化物，タンパク質，脂質をそれぞれ専門に分解してくれる酵素が含まれています。分解された栄養素は，小腸の壁によって吸収されていきます。

炭水化物とタンパク質は，膵液の消化酵素に分解されただけでは，まだ細胞では吸収できません。**炭水化物やタンパク質は細胞の膜の上で消化酵素によって，最小の単位（炭水化物は1個の単糖，タンパク質は1～3個のアミノ酸）にまで分解されてから，細胞に吸収されます。**

体内に取りこまれた栄養素が，さまざまな器官で分解され，最終的に小腸で吸収されるようすを，右のイラストに示しました。

グルコース
デンプン（炭水化物）
タンパク質
アミノ酸どうしの結合
中性脂肪（脂質）
グリセロール
炭素原子を三つ含む分子。
脂肪酸
折れ線のとがった部分に炭素原子があります。
アミノ酸
アミノ酸は20種類あり，それぞれ一部の構造がことなります。

3. 小腸の前半部では，三つの栄養素が細かく分解される

十二指腸の中では，膵臓でつくられる膵液が分泌されます。膵液には，炭水化物，タンパク質，脂質を専門に分解する消化酵素が含まれています。

分解されたデンプン

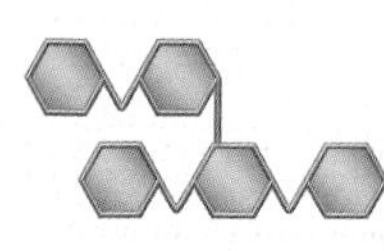

分解されたタンパク質

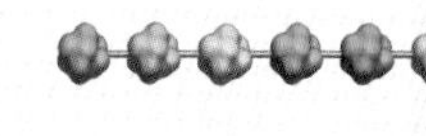

体内に入った中性脂肪どうしは，「ミセル」というかたまりをつくります。肝臓から分泌される胆汁酸がミセルを小さなかたまりに分け，分解しやすくします。

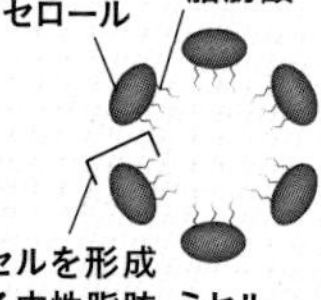

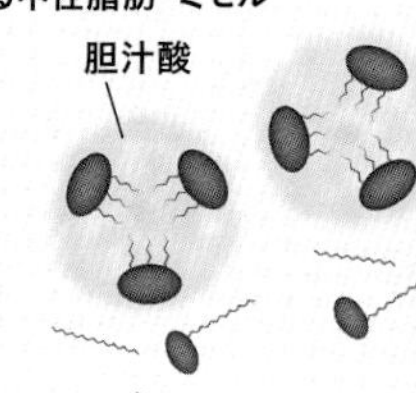

1. デンプンは，だ液によって少しだけ分解される

摂取した栄養素の中で，最も早く分解がはじまるのは炭水化物です。口の中に分泌される「だ液」の中には，単糖どうしのつながりを切る専門の消化酵素が含まれています。ただし，口の中に入った食べ物（栄養素）は，すぐに食道を通って胃に向かってしまうため，消化酵素による分解は少ししか行われません。

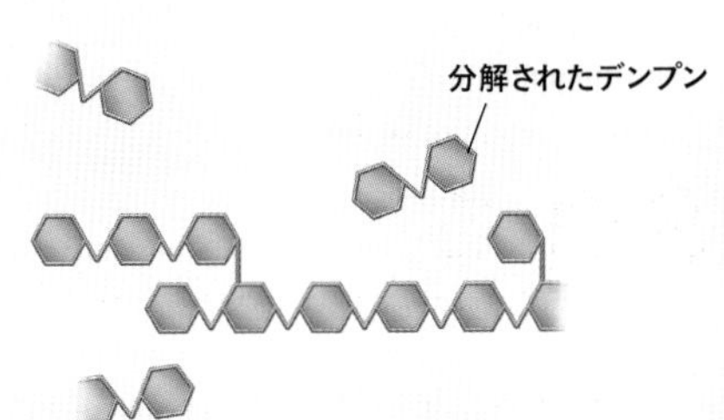

2. 胃では食べ物を殺菌し，タンパク質を少しだけ分解

胃液の中の酸性の液体「胃酸」は，食べ物についてきた微生物を殺します。胃液の中には，タンパク質を専門に分解する酵素も含まれており，タンパク質は，この酵素によって少しだけ分解されます。

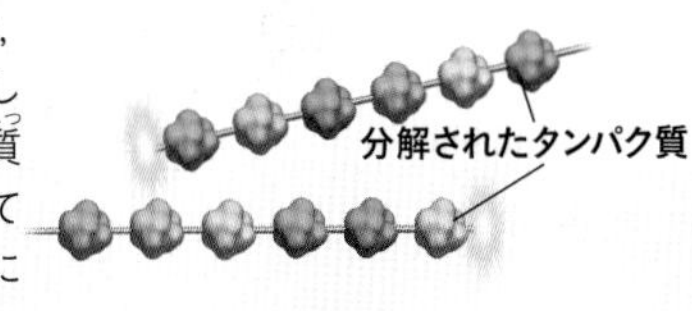

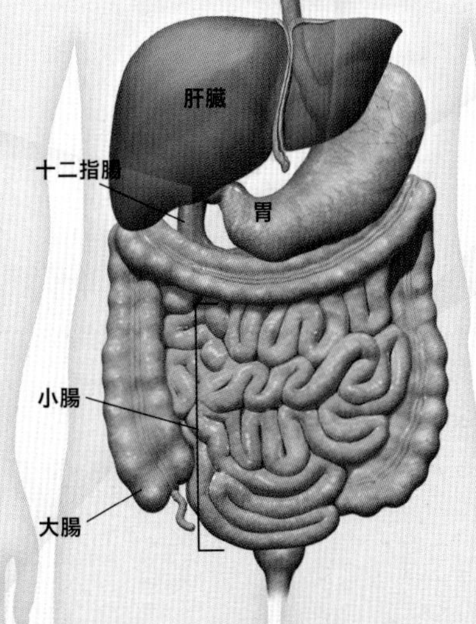

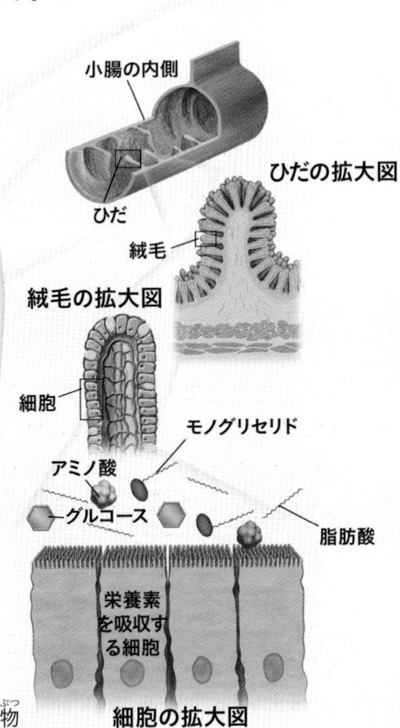

4. 細胞の膜上でさらに分解

小腸の細胞に吸収される直前に，炭水化物は1個の単糖，タンパク質は1〜3個のアミノ酸まで分解されます。

コーヒーブレイク
COFFEE BREAK

肥満解消の切り札!? もう一つの脂肪細胞

「褐色脂肪細胞」は，その名のとおり褐色で，内部に脂肪を含んだ細胞です。褐色脂肪細胞の脂肪滴は，白色脂肪細胞（40ページ）のように大きなものが一つあるのではなく，複数に分かれて存在しています。また，細胞内小器官の一種である「ミトコンドリア」の数が多いのも，褐色脂肪細胞の特徴です。

褐色脂肪細胞は，脂肪をためこむ細胞ではありません。むしろ脂肪を消費する細胞です。褐色脂肪細胞の中に大量に存在するミトコンドリアによって，細胞内の脂肪から熱を発生させるはたらきをもっています。

褐色脂肪細胞の数は，新生児のころが最も多く，成長とともに減少し，成人にはほとんど存在しないと考えられていました。しかし近年，成人にもある程度の数の褐色脂肪細胞が残っているがわかってきました。**興味深いことに，血糖値（血液中のグルコースの濃度）が正常な人は，褐色脂肪細胞の数が多いというデータもあるといいます。**

さらに近年では，白色脂肪細胞とも褐色脂肪細胞ともことなる（ただし褐色脂肪細胞とよく似た）「ベージュ脂肪細胞」が発見され，注目を集めています。ベージュ脂肪細胞もミトコンドリアを多くもち，脂肪を消費して熱を発生させています。

ベージュ脂肪細胞は，白色脂肪細胞が多く集まった脂肪組織の中に混在しています。**興味深いのは，ベージュ脂肪細胞が，白色脂肪細胞（あるいは白色脂肪細胞の前段階の細胞）から変化（分化）してできるらしいという点です。**

ただし，白色脂肪細胞からベージュ脂肪細胞への分化のしくみには不明な点も多く，今後の研究が期待されています。

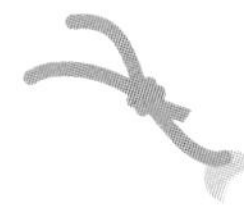

褐色脂肪細胞

白色脂肪細胞が白色なのに対して，褐色脂肪細胞は，その名のとおり褐色です。脂肪を消費して，熱を発生させるはたらきをもちます。もしこの細胞を活性化できれば，肥満解消の切り札になるかもしれません。

細胞核
ゴルジ体
小胞体
脂肪滴
脂肪滴
ミトコンドリア

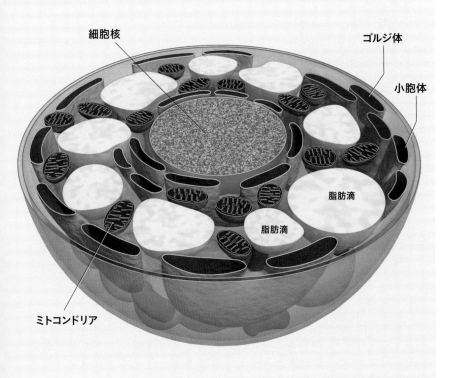

エネルギーのみなもと「炭水化物」は，余ると脂肪に

炭水化物を多く含む食品の例

1日にとる炭水化物の適正量※1：（男）約375g　（女）約270g

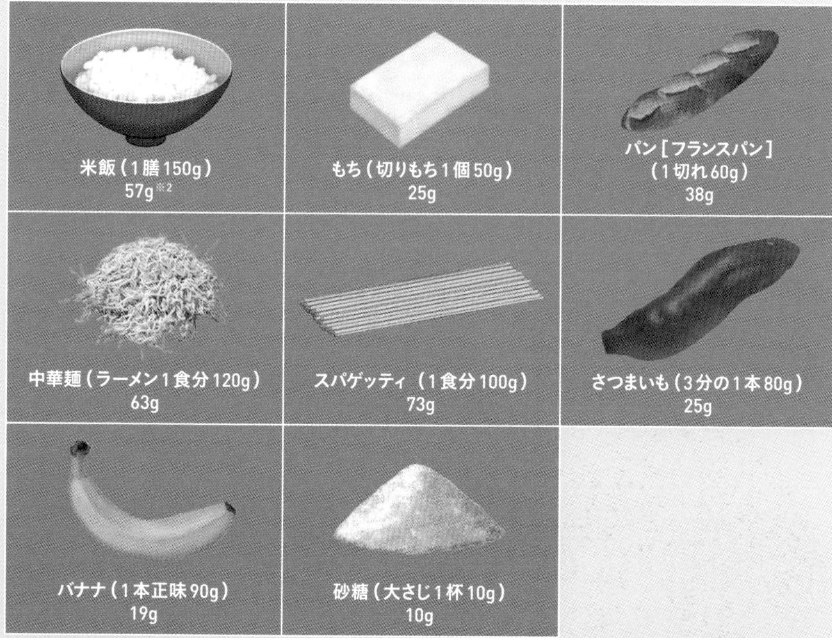

米飯（1膳150g）
57g※2
もち（切りもち1個50g）
25g
パン［フランスパン］
（1切れ60g）
38g
中華麺（ラーメン1食分120g）
63g
スパゲッティ（1食分100g）
73g
さつまいも（3分の1本80g）
25g
バナナ（1本正味90g）
19g
砂糖（大さじ1杯10g）
10g

※1：「食事摂取基準」によると，1日にとる総エネルギーに占める炭水化物のエネルギー比は50〜70%未満。食事摂取基準の値は，特定の集団を対象にして測定された必要量から推定される日本人の平均値（性，年齢別）や，不足したりとりすぎたりして健康をそこなわないと考えられる摂取量の値などをもとにだされたもの。1日にとる炭水化物の適正量は，総エネルギー（男性2600kcal，女性2000kcal）× 0.6（50〜70%の中間）÷ 4kcal（1gのグルコースから得られるエネルギー。なお，2020年末に公表された「食品標準成分表［八訂］」では，1gあたり3.75kcalに変更されています）として算出。

※2：食品中の炭水化物の量は，「日本食品標準成分表2020年版（八訂）」によるデータをもとに算出。

炭水化物とは，単糖（炭水化物の最小単位）を成分とする栄養素です。穀物やイモ類の中には，単糖の一種である「グルコース（ブドウ糖）」が数十～数万個つながってできたデンプンが含まれています。また，砂糖や果物には，グルコース1個と，同じく単糖の一種である「フルクトース」1個とがつながったショ糖が含まれています。

これらの食品から体内に入った炭水化物は，私たちの体でエネルギーをつくる主なみなもとになります。炭水化物をもとにできたエネルギーによって，私たちは体温を一定に保ったり，筋肉を動かしてさまざまな動きをしたりすることができるのです。心臓や脳が機能するためにもエネルギーが必要です。エネルギーがなければ，私たちのすべての生命活動は止まってしまいます。

しかし，グルコースが余ると脂肪へと変換され，白色脂肪細胞に取りこまれます。

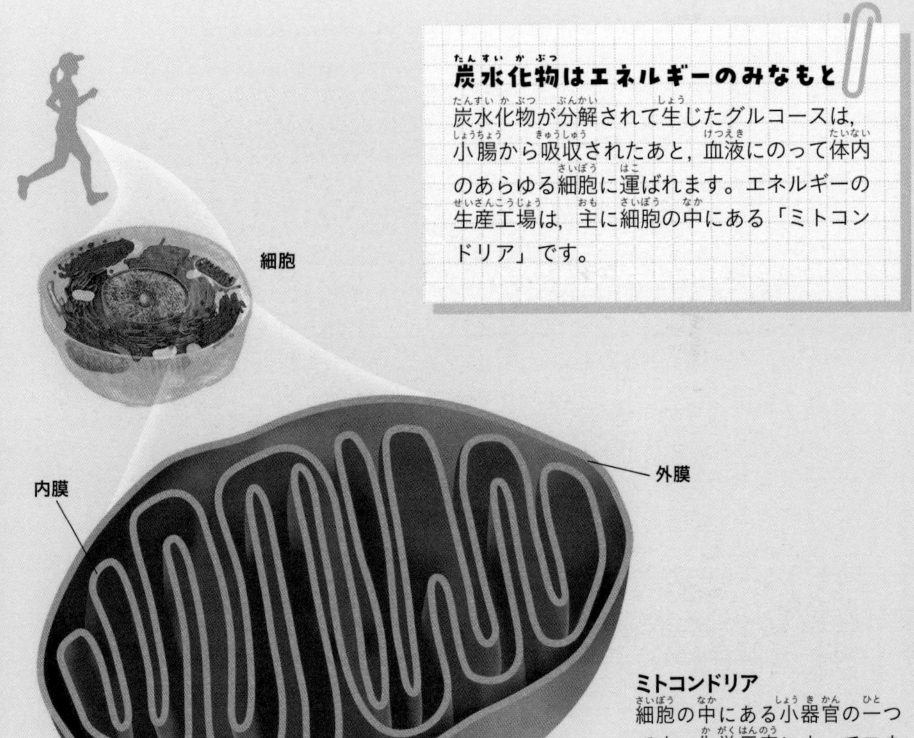

炭水化物はエネルギーのみなもと

炭水化物が分解されて生じたグルコースは，小腸から吸収されたあと，血液にのって体内のあらゆる細胞に運ばれます。エネルギーの生産工場は，主に細胞の中にある「ミトコンドリア」です。

ミトコンドリア

細胞の中にある小器官の一つです。化学反応によってエネルギーをもつ分子（ATP）をつくります。ミトコンドリアの内膜には，ATPをつくる反応に欠かせないさまざまな酵素が埋まっています。

ブドウ糖から エネルギー源が できるしくみ

エネルギーができるまで

ミトコンドリアで，ATPが合成される過程をえがきました。反応の経路は簡略化しています。

小腸で分解（消化吸収）されたグルコース（ブドウ糖）は，血液を通って体中の細胞に運ばれていきます。

グルコースは分解されつづけ，「ピルビン酸」という分子になると，ミトコンドリアの中に入ってさまざまな分子に変えられます。**この反応の過程で三十数個もの「ATP（アデノシン三リン酸）という分子が合成されます**。ATPは，アデノシンに三つのリン酸が結合した分子です。リン酸どうしは大きなエネルギーを使って結合しているため，リン酸が一つでも外れると，大きなエネルギーが放出されます。

グルコースは，筋肉や肝臓では「グリコーゲン」という大きな分子になって貯蔵されます。筋肉のグリコーゲンは，筋肉を収縮させるエネルギー源になります。肝臓のグリコーゲンは，血糖値が低下した際にふたたびグルコースに分解され，全身の細胞のエネルギー源として血液中にもどされます。

5. ATP合成酵素が，ADPからATPをつくる

内膜に埋めこまれたATP合成酵素は，膜間の水素イオンをミトコンドリアの中へ送りだします。水素イオンが移動するときには，大量のエネルギーが生じます。ATP合成酵素はこのエネルギーを使って，ADP（アデノシン二リン酸）から，エネルギーをもつ分子「ATP」をつくることができます。

1. グルコースがピルビン酸になる

細胞の中（細胞質）で，グルコース（ブドウ糖）はピルビン酸へと代謝が行われます。

2. ピルビン酸はさまざまな分子に変えられる

ミトコンドリアの中に入ったピルビン酸は，化学反応を経てさまざまな分子に変わっていきます。

3. 化学反応で生じた電子は，内膜の酵素に渡される

ピルビン酸が，さまざまな分子に変わっていく反応の中で多くの電子が生じます。これらの電子は，ミトコンドリアの内膜に埋まっている，三つの電子伝達系の酵素に順番に受け渡されていきます。

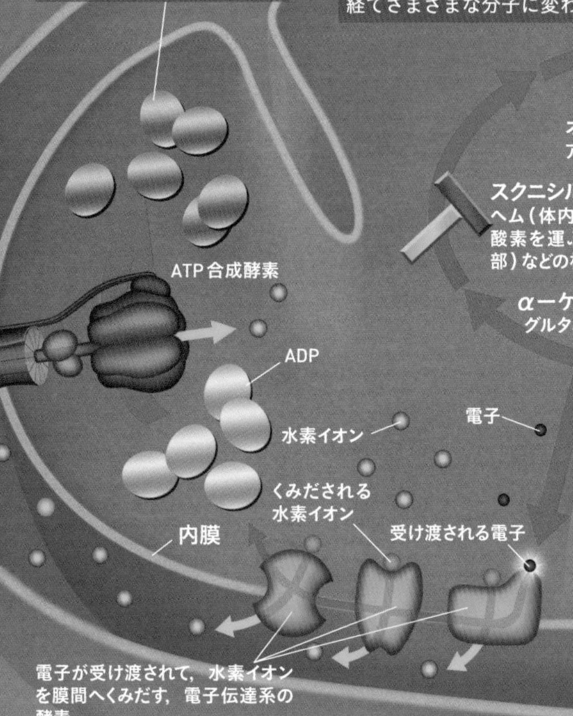

4. 水素イオンがミトコンドリアの膜間にくみだされる

電子を渡された酵素は，ミトコンドリアの中の水素イオンを，外膜と内膜の間にくみだしていきます。このため，膜間では，ミトコンドリアの中よりも水素イオンの濃度が高くなっていくのです。

筋肉をつくる「タンパク質」も，余ると脂肪に

タンパク質は，牛肉，豚肉，鶏肉や魚の身に多く含まれている栄養素です。**筋肉や髪の毛，骨，皮膚など，私たちの体をつくっているあらゆるものの材料として，タンパク質は使われています。**それら以外にもヒトの体には，約10万種類のタンパク質があることが知られています。

タンパク質は，「アミノ酸」という分子がつながってできています。アミノ酸は全部で20種類あり，タンパク質の性質は，アミノ酸の並び順によって決まっていきます。アミノ酸には「必須アミノ酸」とよばれるものが9種類ありますが，これらはヒトの体内では合成できません。**そのため必須アミノ酸は，必ず食品からとる必要があります。**

食品中に含まれるタンパク質は，主に小腸でアミノ酸にまで分解されて吸収されます。その後，血液を通って体中の細胞に供給され，新たなタンパク質の材料となります。つまり，タンパク質は一度バラバラに分解されて再合成されているのです。

なお，血液中のアミノ酸が余ると，肝臓に運ばれて，一部はグルコースに変換されます。アミノ酸がグルコースになったあとは，体のエネルギー源として使われたり，白色脂肪細胞に取りこまれたりします。筋肉をつくるのに欠かせないタンパク質も，余分にとりすぎると脂肪となって蓄積されるのです。

タンパク質を多く含む食品の例

1日にとるタンパク質の適正量※1：（男）約85～130g　（女）約65～100g

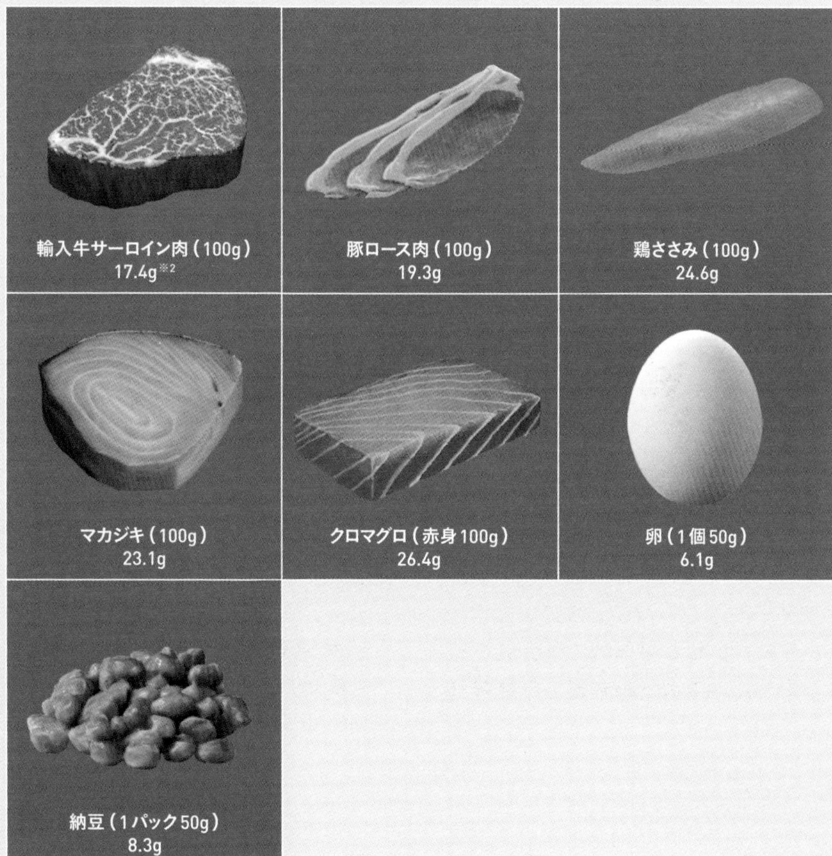

※1：「日本人の食事摂取基準」(2020年版）による値。
※2：食品中のタンパク質の量は，「日本食品標準成分表2020年版（八訂）」によるデータをもとに算出。

タンパク質は，体のあらゆるものの材料

タンパク質は，いったん小腸でバラバラに分解されてから再合成されます（前ページ）。つまり，豚のモモ肉を食べたからといって，そのタンパク質が直接，私たちの太ももの筋肉になるわけではありませんし，タンパク質の一種であるコラーゲンをとったからといって，そのまま体内でコラーゲンとして使われるわけではないのです。

また，タンパク質は筋肉をはじめ，髪の毛，骨，皮膚などの材料に使われますが，体内ではたらくさまざまな分子にも使われています。たとえば，目の網膜で光をとらえる分子（ロドプシン），体中に酸素を運ぶ分子（ヘモグロビン），体の外から侵入してきた病原体を排除するようはたらく分子（抗体）なども，実はタンパク質なのです。また，消化酵素やATP合成酵素もタンパク質です。**ヒトの体には，約10万種類のタンパク質があることが知られています。**

これらタンパク質の材料となるアミノ酸は，食事から新たにとったタンパク質からだけでなく，もともと体内にあったタンパク質から供給されてくるものもあります。

体内では多彩なタンパク質がはたらいている

私たちの体内ではたらくタンパク質の例を示しました。タンパク質は髪の毛，筋肉，皮膚の材料になって，私たちの体を構築しているものもあれば，分子を分解したり，酸素を運んだりと，体内の化学反応をになっているものもあるのです。

体内ではたらくさまざまなタンパク質

ケラチン
髪の毛の中で寄り集まっているタンパク質。つめの成分でもあります。

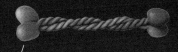

抗体
免疫細胞であるB細胞から分泌されるタンパク質。体内に侵入した病原体にくっついて，攻撃の目印となります。

ロドプシン
目の奥の網膜にあって，光を受け取るタンパク質。

ヘモグロビン
体中に酸素を運ぶ赤血球の中で，酸素をくっつけたり放したりするタンパク質。

アクチン
ミオシン

アクチンとミオシン
筋肉の中につまっているタンパク質。筋肉の収縮をおこします。

インスリン
血糖値が上がると，膵臓の細胞から分泌されて，血糖値を下げるはたらきをするタンパク質。

コラーゲン
皮膚に強度をあたえるタンパク質。骨の組織の中にも存在し，カルシウムとくっついて骨を丈夫にしています。

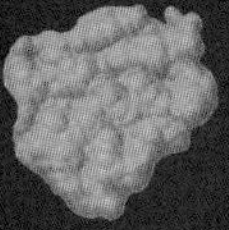

トリプシン
小腸で，タンパク質を分解する消化酵素。

「脂質」も体に欠かせない重要な栄養素

脂質を多く含む食品の例

1日にとる脂質の適正量※1：（男）約70g　（女）約50g

食品	脂質の量
油［オリーブ油］（大さじ1杯12g）	12g※2
バター（大さじ1杯12g）	9g
クリーム（20ml＝20g）	8g
和牛サーロイン肉（ステーキ1枚200g）	95g
サンマ（1匹の可食部100g）	23g
フォアグラ（1切れ60g）	29g
卵黄（1個16g）	4g

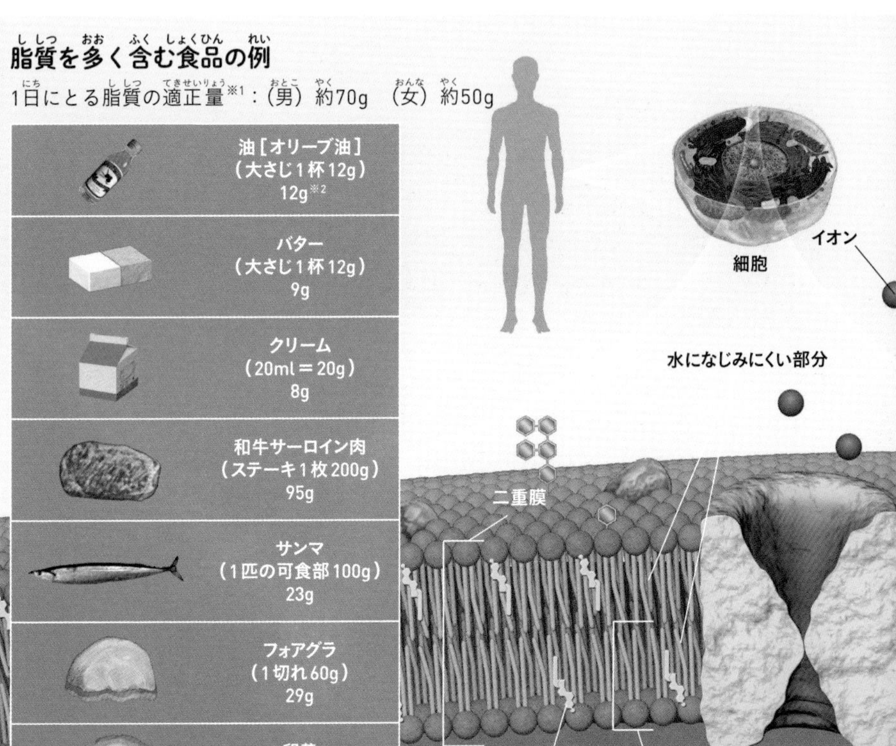

※1：総エネルギー（男性2500kcal，女性1800kcal）×0.25（20～30％の中間）÷9kcal（1gの脂質から得られるエネルギー）として算出。なお，炭水化物よりも摂取するべきエネルギー値が低いのは，脂質の過剰摂取が炭水化物にくらべて，病気になるリスクが高くなるためなどです。

※2：食品中の脂質の量は，「日本食品標準成分表2020年版（八訂）」によるデータをもとに算出。

脂質は私たちの体内でエネルギーをつくるもとになったり，細胞の膜をつくって細胞の“防御壁”になったりと，非常に重要なはたらきをする栄養素です。

私たちが食品からよく取りこむ「中性脂肪」は，小腸で分解されて吸収されたあと，ふたたび中性脂肪や，「リン脂質」，「コレステロール」といった分子につくりかえられます。

血液中の中性脂肪のほとんどは，皮下にある脂肪組織にたくわえられ，分解されてエネルギーをつくるもとになります。炭水化物よりもエネルギーをつくる時間はかかりますが，1グラムあたりの脂肪がつくるエネルギー量は，炭水化物よりも大きいのです。

リン脂質は，細胞の膜を構成する主な成分となります。コレステロールは，リン脂質同様，細胞膜の構成成分になる一方で，胆汁酸やさまざまなホルモンの材料になります。

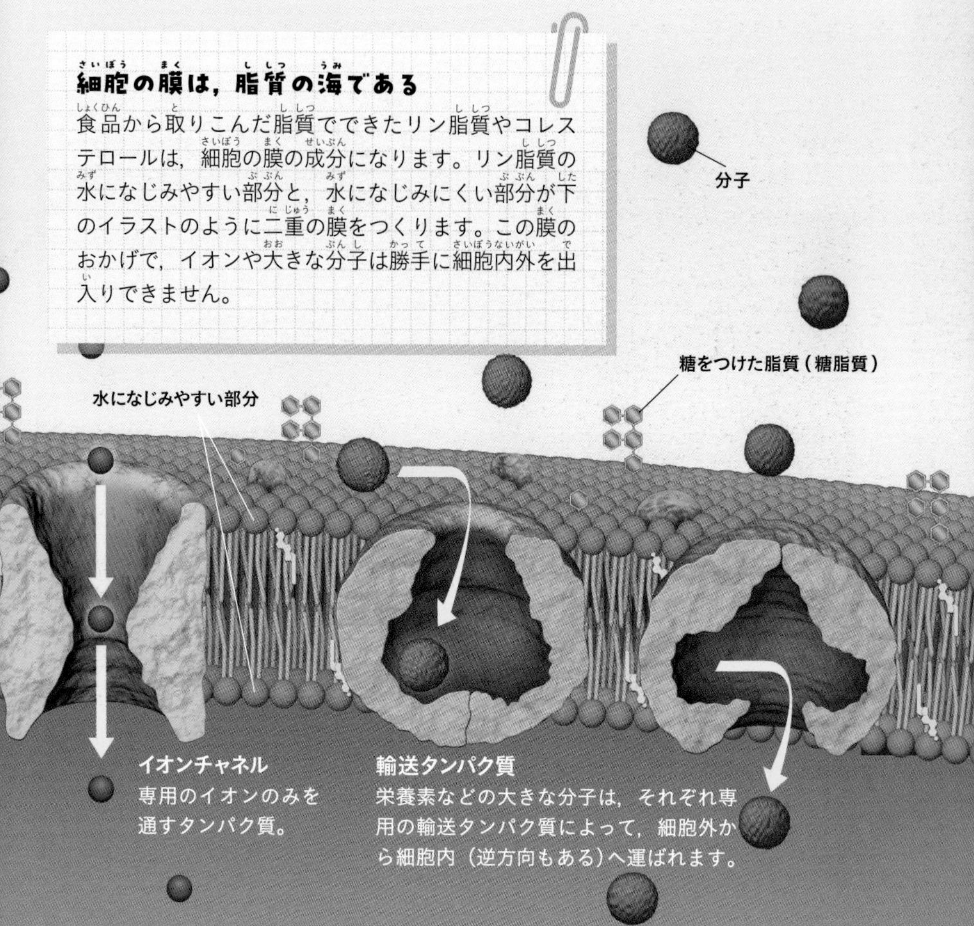

細胞の膜は，脂質の海である
食品から取りこんだ脂質でできたリン脂質やコレステロールは，細胞の膜の成分になります。リン脂質の水になじみやすい部分と，水になじみにくい部分が下のイラストのように二重の膜をつくります。この膜のおかげで，イオンや大きな分子は勝手に細胞内外を出入りできません。
分子
糖をつけた脂質（糖脂質）
水になじみやすい部分
イオンチャネル
専用のイオンのみを通すタンパク質。
輸送タンパク質
栄養素などの大きな分子は，それぞれ専用の輸送タンパク質によって，細胞外から細胞内（逆方向もある）へ運ばれます。

体内の化学反応を進める「ビタミン」

補酵素としての役目が多い「ビタミン」

13種類のビタミンが，それぞれどのような機能をもち，どのような食品の中に多く含まれているのかを示しました。1種類のビタミンをみても，実に多種類の食品に含まれ，多彩な機能をもっていることがわかります。

	種　類	多く含まれる食品の例	主な機能の例
脂溶性（油になじみやすい）	ビタミンA	アンコウの肝，レバー（牛，豚，鶏），ニンジン，モロヘイヤ	皮膚や粘膜を正常な状態に保つ。目の網膜で光を受け取るタンパク質「ロドプシン」の成分になる。抗酸化作用をもつ。
	ビタミンD	サケ，サンマ，キクラゲ，干しシイタケ	小腸からのカルシウムの吸収をうながし，骨にカルシウムを取りこむなどの作用をとおして血液中のカルシウム濃度を調整する。
	ビタミンE	植物油，アーモンド，キングサーモン，カボチャ	抗酸化作用をもつ。毛細血管を拡張させる。
	ビタミンK	納豆，アシタバ，ツルムラサキ，オカヒジキ	止血する。骨からカルシウムがとけだすことをおさえる。
水溶性（水になじみやすい）	ビタミンB_1（チアミン）	玄米，そば，豚肉，ウナギ（蒲焼き），エンドウマメ	炭水化物からエネルギーを取りだす反応を助ける。神経の機能を正常に保つ。
	ビタミンB_2（リボフラビン）	レバー（牛，豚，鶏），ウナギ（蒲焼き），卵，牛乳，納豆	炭水化物，タンパク質，脂質からエネルギーを取りだす反応を助ける。抗酸化作用をもつ。

ビタミンは，炭素，水素，酸素などでできた栄養素で，ビタミンどうしで共通の構造はありません。**ヒトが生きていくために必要なビタミンは，全部で13種類知られています**。ビタミンの名前は，ほぼ発見された順番にアルファベットがふられています。

どのビタミンも，複数の機能をもっています。たとえば，野菜や果物に多く含まれる「ビタミンC」は，皮膚や骨などの成分となるコラーゲンの合成を助けたり，ホルモンを合成したり，鉄を小腸で吸収されやすい形に変えたりします。

また，ビタミンには，体内の化学反応を進める「酵素」のはたらきを助ける，「補酵素」としての機能もあります。たとえば，栄養素からエネルギーを取りだす反応を進める酵素のはたらきを助けるビタミンや，DNAの合成を行う酵素のはたらきを助けるビタミンなどがあります。

	種　類	多く含まれる食品の例	主な機能の例
水溶性（水になじみやすい）	ナイアシン	タラコ，カツオ，レバー（牛，豚）	炭水化物，タンパク質，脂質からエネルギーを取りだす反応を助ける。アルコールの分解を助ける。
	ビタミン B_6	マグロ，カツオ，レバー（牛），バナナ	タンパク質の分解と再合成を助ける。神経に情報を伝える物質やヘム（血中で酸素を運ぶ分子の成分で酸素と結合する部分）の合成を助ける。
	ビタミン B_{12}（コバラミン）	レバー（牛，豚，鶏），ナノハナ，芽キャベツ，ホウレンソウ	DNAの合成を助ける。
	葉酸	レバー（牛，豚，鶏），ナノハナ，枝豆	DNAの合成を助ける。造血を助ける。
	パントテン酸	レバー（牛，豚，鶏），子持ちガレイ，ニジマス	炭水化物，タンパク質，脂質からエネルギーを取りだす反応を助ける。ホルモンやHDL（善玉）コレステロールの合成を助ける。
	ビオチン	レバー（牛，豚，鶏），ラッカセイ，卵	炭水化物，タンパク質，脂質からエネルギーを取りだす反応を助ける。皮膚の炎症をおこす物質の排泄を助ける。
	ビタミン C	赤ピーマン，ブロッコリー，柿，キウイフルーツ	コラーゲンの合成を助ける。抗酸化作用をもつ。腸内での鉄の吸収を助ける。ホルモンの合成を助ける。

注：ナイアシン，葉酸，パントテン酸，ビオチンは，名前に「ビタミン」とついていませんが，ビタミンの一種です。

わずかな量でもあなどれない「ミネラル」

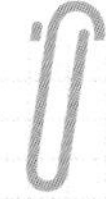

さまざまな場面で活躍する「ミネラル」

下の表で紹介している16種類のミネラルは，イオンの形で機能を果たすものもあれば，ほかの分子と結合してはたらくものもあります。また，微量元素の中には体内での存在量が0.002g以下（体重70kgの場合）と，実にわずかな量しか存在しないものもあります。

	種　類	多く含まれる食品の例	主な機能の例
多量元素（体内に比較的多く存在する元素）	カルシウム（Ca）	牛乳，ヨーグルト，チーズ，干しエビ	骨や歯を形成する。筋肉の収縮を助ける。神経間の情報の伝達をおさえる。ホルモンの分泌を助ける。細胞の分裂を調節する。
	リン（P）	ワカサギ，シシャモ，牛乳，レバー（牛，豚，鶏）	骨や歯を形成する。DNAの材料になる。ATPの材料になる。細胞膜を構成しているリン脂質の材料になる。
	カリウム（K）	ホウレンソウ，バナナ，ジャガイモ	体液の浸透圧を調節する。神経間の情報の伝達を助ける。細胞内外での物質の出し入れを助ける。血圧を下げる。
	硫黄（S）	卵	解毒作用を助ける。皮膚，つめ，髪を形成する。
	ナトリウム（Na）	食塩，みそ，梅干し，からし明太子	体液の浸透圧を調節する。神経間の情報の伝達を助ける。細胞内外での物質の出し入れを助ける。
	塩素（Cl）	食塩	殺菌を行う胃酸の成分。体液の浸透圧を調節する。神経間の情報の伝達をおさえる。
	マグネシウム（Mg）	アーモンド，玄米，大豆，ホウレンソウ	骨や歯を形成する。筋肉の収縮を助ける。血管を広げて血圧を下げる。神経間の情報の伝達をおさえる。エネルギーの生産を助ける。

ミネラルは，ヒトの体を構成する元素のうち，炭素と酸素と水素と窒素を除いた，残り5%を占める元素をさします。体内に比較的多く存在する「多量元素」と，体内にわずかに存在する「微量元素」があります。

具体的には，多量元素は，カルシウム，リン，カリウム，硫黄，ナトリウム，塩素，マグネシウムです。微量元素は，鉄，亜鉛，銅，ヨウ素，セレン，マンガン，モリブデン，クロム，コバルトなどです。

ミネラルのうち，カルシウム，リン，マグネシウムなどは，体の構成成分となります。ナトリウムやカリウムなどは，体液の「浸透圧」などの環境を保ちます。浸透圧とは，液体が半透膜を通って移動しようとする圧力のことです。鉄などは，多くの酵素の成分となって，その酵素の機能を助けます。**そして一つ一つのミネラルは，ビタミンと同じように，複数の機能をもっています**。

	種　類	多く含まれる食品の例	主な機能の例
微量元素（体内にわずかに存在する元素）	鉄（Fe）	レバー（豚，鶏）	体中に酸素を運ぶタンパク質「ヘモグロビン」の成分。血液中の酸素を筋肉に取りこむタンパク質「ミオグロビン」の成分。
	亜鉛（Zn）	カキ，レバー（豚），牛肉	DNAやタンパク質の合成を助ける。舌が味を感じるのを助ける。生殖機能を維持する。
	銅（Cu）	タコ，レバー（牛），ソラマメ	鉄をヘモグロビンに取りこまれる形に変える。抗酸化作用をもつ。コラーゲンの合成を助ける。髪の合成を助ける。
	ヨウ素（I）	マコンブ，ヒジキ，マダラ	発育をうながす。甲状腺ホルモンの原料となる。全身の基礎代謝（じっとしていても生命を維持するために必要な，エネルギーを使う反応）をうながす。
	セレン（Se）	アンコウの肝，タラコ，クロマグロ	抗酸化作用をもつ。
	マンガン（Mn）	緑茶，栗，ショウガ	骨の発育をうながす。抗酸化作用をもつ。炭水化物，タンパク質，脂質からエネルギーを取りだす反応を助ける。
	モリブデン（Mo）	大豆，納豆，レバー（牛，豚，鶏）	体内で発生した物質を尿酸（最終的な老廃物）にかえるはたらきをうながす。
	クロム（Cr）	青のり，きざみコンブ，ヒジキ	炭水化物，脂質からエネルギーを取りだす反応を助ける。
	コバルト（Co）	モヤシ，納豆	ビタミンB_{12}の構成成分。造血を助ける。

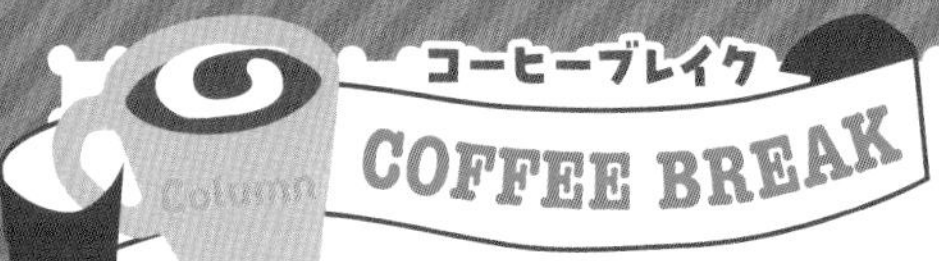

「やせすぎ」は美容と健康の大敵！

「やせる」という言葉には，「美しくなる」という意味がこめられることもあります。しかし，「やせている＝美しい」という価値観にとらわれて，やせる必要がなのに極端なダイエットをくりかえすなどで健康をそこなうケースも少なくありません。

やせすぎによる健康障害には，栄養不良による貧血，無月経，低血圧，不整脈などがあります。また，やせたいという願望によって摂食障害を招くおそれもあります。やせすぎによって骨粗しょう症や糖尿病のリスクが高まることも，近年の研究でわかってきました。

厚生労働省の調査では，29歳以下の女性の約5人に一人が，BMI 18.5未満の「やせ（低体重）」という結果があります。ここ10年ほど同様の割合で推移しており，日本における若年女性のやせすぎの問題は改善されていません。

一方で，「体が細いことこそ美しい」という価値観を，変えていこうという動きもあります。

「ファッション大国」とよばれるフランスでは，2015年に，やせすぎのファッションモデルの活動を禁止する法案が可決されました。BMIが18に満たないモデルを雇用した業者には，最大7万5000ユーロ（約1000万円）の罰金や最大6か月の禁固刑が科されるという内容で，以降モデルたちは，WHOが定めた標準体重の範囲内（BMI18.5以上25.0未満）におさまっていることを診断書で証明する必要が生じました。

近年では「ダイエット」という言葉にかわり，理想のボディラインを手に入れる「ボディメイク」という言葉が使われています。また，ありのままの自分を受け入れるという意味の「ボディ・ポジティブ」という言葉も登場するなど，「やせていることが美しい」という価値観から，少しずつですが変わってきているようです。

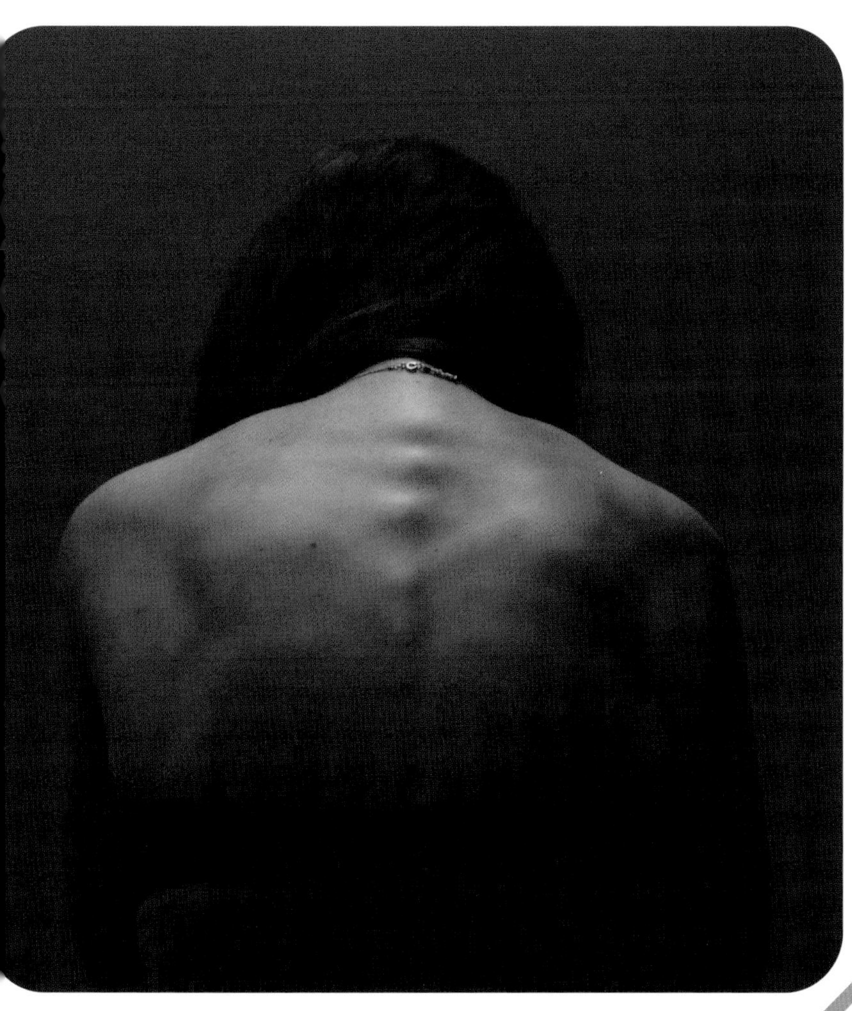

3

やせる脳と太る脳

太っている人は，おなかがすいていないのに食べたり，余分な栄養を取りつづけたりしがちです。そこには，人類が食べ物を効率的に摂取するための，脳のしくみが存在しています。3章では最新脳科学の視点から，太る原因をさぐります。

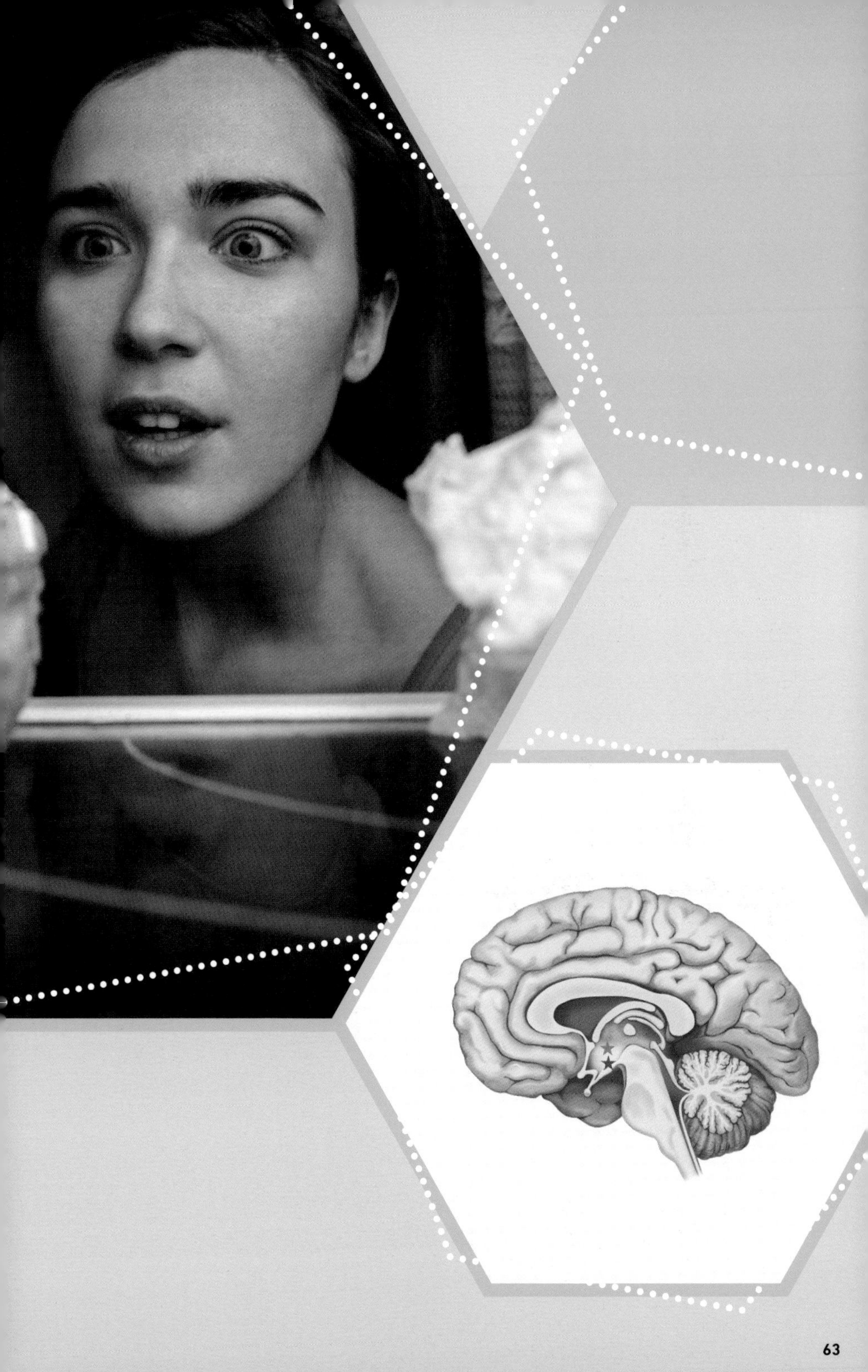

「食欲」は脳が支配している

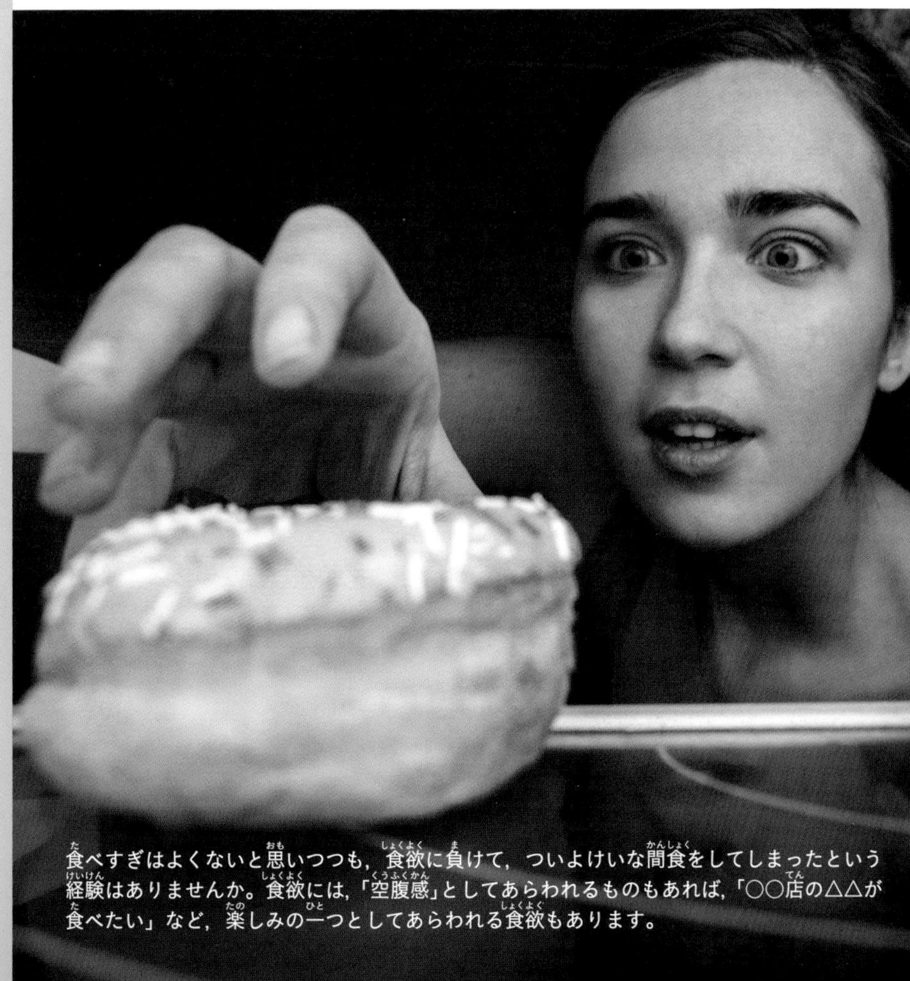

食べすぎはよくないと思いつつも，食欲に負けて，ついよけいな間食をしてしまったという経験はありませんか。食欲には，「空腹感」としてあらわれるものもあれば，「○○店の△△が食べたい」など，楽しみの一つとしてあらわれる食欲もあります。

私たちは空腹を感じると食事をとり，食事が終われば満腹感をおぼえます。**このように，空腹感は体に必要な栄養をとらせるための信号であり，満腹感は必要な栄養をとったという合図なのです。**

空腹感と満腹感は，脳の「視床下部」に存在する「摂食中枢」と「満腹中枢」がつくりだしています。摂食中枢の神経細胞は，栄養が必要な状態になると脳内のさまざまな場所に信号を送り，食べる意欲をわかせます。一方，満腹中枢の神経細胞は，十分に栄養が足りた状態になると，食べたい気持ちや食べる行動をおさえます。

脳が栄養状態を把握するための役割をになうのが，栄養素です。栄養素は血液にのって脳まで運ばれ，摂食中枢と満腹中枢の神経細胞にくっついたり，取りこまれたりします。そして，摂食中枢と満腹中枢にある神経細胞は，同じ栄養素に対してそれぞれ正反対の反応をするのです。

脳の摂食中枢と満腹中枢が，食欲を支配する

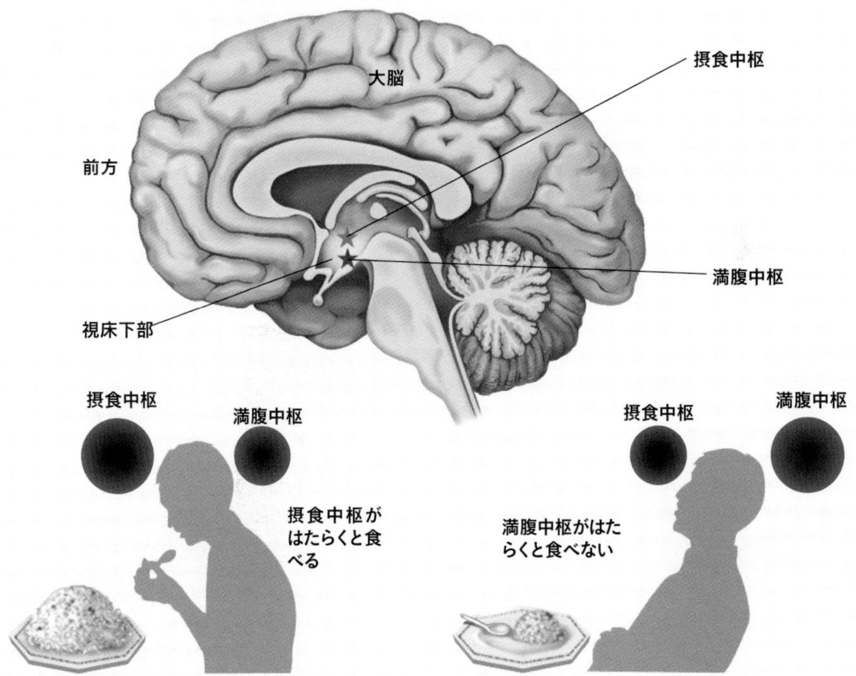

摂食中枢の神経細胞のはたらきが活発になると，私たちは空腹感をおぼえて食事をとります。一方，満腹中枢の神経細胞のはたらきが活発になると，満腹感をおぼえて積極的に食事をとろうとしなくなります。イラストでは，青色の丸（摂食中枢）と赤色の丸（満腹中枢）の大小で，それぞれの中枢のはたらきの大きさをあらわしています。

食事をしたときの脳と内臓のようす

食欲がわいたりおさえられたりするとき，摂食中枢と満腹中枢は，それぞれどのようにはたらいているのでしょうか。

食事をとると，炭水化物が分解されてできるグルコース（ブドウ糖）が小腸で吸収され，血糖値が上がります（48ページ）。すると，血糖値を下げるはたらきをもつホルモンであるインスリンが，膵臓から放出されます。

これらのグルコースとインスリンは，血流にのって，摂食中枢に対しては活動をおさえるように，満腹中枢に対しては活動を活発にするようにはたらきかけます。その結果，私たちは満腹感をおぼえて食事をやめます。また，白色脂肪細胞（40ページ）から分泌される「レプチン」も脳の視床下部にはたらき，満腹感を生じさせるのに役立ちます。

しかし，食事をやめてしばらくすると，血中のグルコースの量が少なくなり，摂食中枢の活動が活発化します。この状態がつづくと，肝臓で中性脂肪が分解されてできた脂肪酸が血中に放出され，摂食中枢をさらに刺激します。さらに，摂食をうながす「グレリン」などのはたらきも手伝って，私たちはふたたび空腹を感じて食事をしたくなるのです。

食欲にかかわる物質

食欲の制御に関係する物質をえがきました。これらの物質が血管を通って脳に届けられることで，食欲がかきたてられたり，満腹感がもたらされたりするのです。

オレキシン
脳の「視床下部」などから分泌されます。摂食をうながす効果があります。

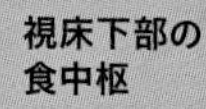

グレリン
空腹時に胃から分泌されます。摂食をうながす効果があります。

脂肪酸
脂肪が分解されてでき，エネルギーとして利用されます。脂肪酸の血中濃度が高まると，食欲が強くなります。

インスリン
血中のグルコース濃度が高まると，膵臓からの分泌がふえます。食欲をおさえるはたらきがあります。

レプチン
脂肪細胞から分泌されます。食欲をおさえるはたらきがあります。

脂肪細胞

GLP1
小腸の末端に食物が到達すると分泌され，食欲中枢を抑制して食欲をおさえます。また，膵臓のインスリン分泌を高めます。

グルコース
食事で摂取した炭水化物が分解されたもの。小腸から吸収され，体のエネルギー源となります。血中濃度が上がると食欲がおさえられます。

「おいしかった」経験(けいけん)は、脳(のう)の報酬系(ほうしゅうけい)に保存(ほぞん)される

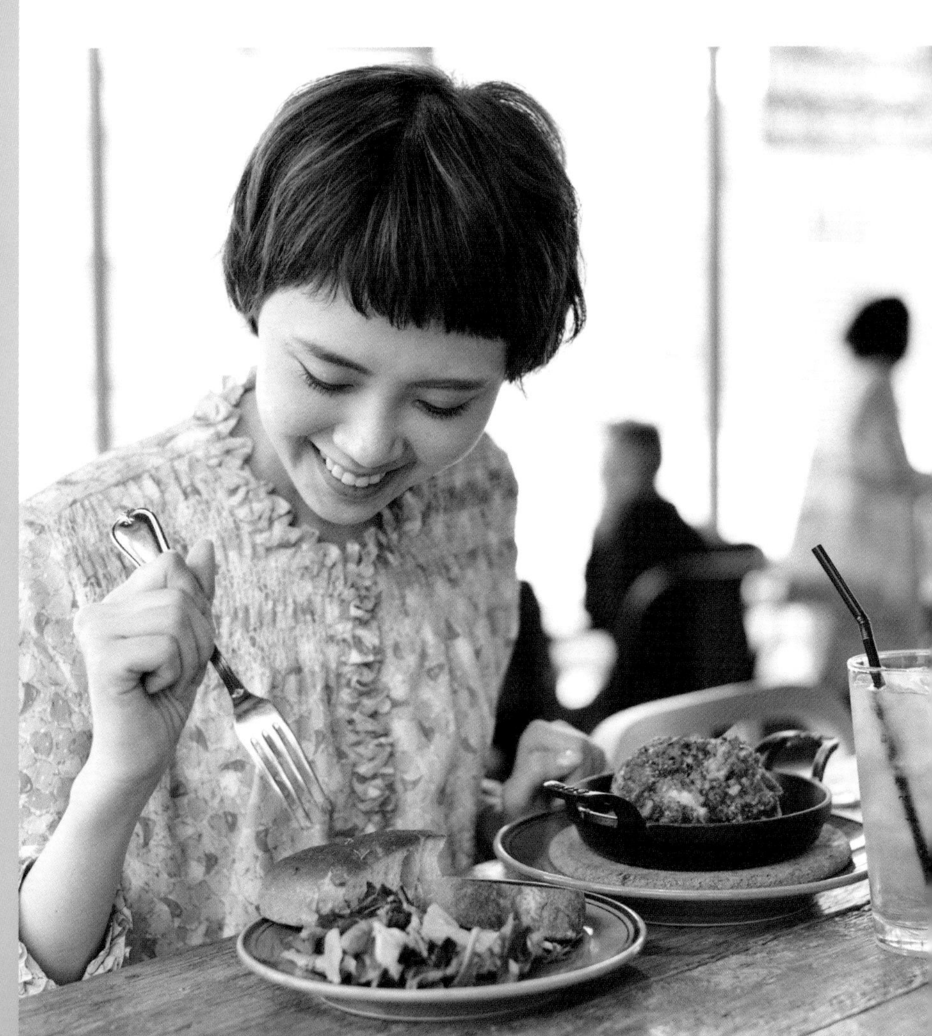

梅干しを見ると，条件反射的に唾液が出てくることはありませんか。これは，私たちが梅干しを過去に食べていて，すっぱいことを経験しているからです。ところが梅干しを食べたことのない人は，梅干しを見ても唾液が出ません。

このように，私たちは過去の経験から，「ある条件が整えば，こういう行動をする」ということを決めています。こうした機能は，脳の奥深くの「大脳基底核」にある「側坐核」で行われていると考えられています。

たとえば，生まれてはじめて「ティラミス」を食べ，「おいしい」と感じると，脳の中に神経伝達物質の「ドーパミン」がたくさん出てきます。そして，ふたたびティラミスを食べられる機会（学習する機会）があると，食べる前から多くのドーパミンが出て，食べたくなるのです。

ドーパミンは心地よさ（報酬）をもたらすため，このしくみは「報酬系」とよばれています。

報酬系とドーパミン

報酬系とよばれる経路は，中脳にある「腹側被蓋野」と大脳基底核にある「側坐核」をつなげる神経回路が中心となっています。腹側被蓋野でつくられたドーパミンは，側坐核などに放出されます。ドーパミンは神経伝達物質の一つで，好奇心，期待，やる気といったワクワク感をもたらすなど，報酬系において中心的な役割を果たします。

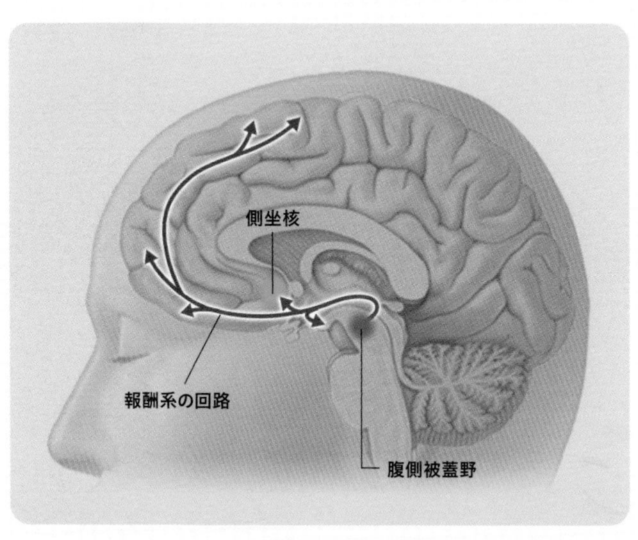

「甘い物は別腹」のメカニズム

たくさん食べて，おなかいっぱいのはずなのに，おいしそうなデザートが出てくると，ペロリと平らげてしまった，という経験はないでしょうか。「デザートは別腹」ともいいますが，食べすぎを防ぎたい人にとって，“別腹”は非常にやっかいな現象といえます。

“別腹”を生じさせているのは，脳の「前頭連合野」という部分です。前頭連合野はヒトの知的な活動をになう場所で，視覚，触覚，嗅覚などから得た情報の整理や味の評価，摂食中枢のコントロールなどを行っています。

食事をしておなかいっぱいになり，これ以上食べたいとは思っていない状態であっても，好きなデザートを一口食べると，前頭連合野から視床下部に信号が送られて，摂食促進物質として知られる「オレキシン」の分泌量がふえていきます。**すると胃の動きが活発になり，胃の内容物の一部が小腸に送りだされて，新たに食べ物の入るスペース（＝別腹）がつくられるというのです。**

“別腹”は，実際にデザートを食べなくても，視覚的影響によってもたらされることがあるといいます。そのため満腹時には，自分の好物をなるべく見ないようにするとよいでしょう。

“別腹”は脳の前頭連合野がつくっている

ヒトの精神的，知的な活動をになう前頭連合野は食欲についても大きなはたらきをします。その一つが“別腹”の形成です。前頭連合野がおいしい，おいしそうなどと判断すると，摂食中枢から出されたオレキシンは胃の動きを調節して胃にスペースをつくります。

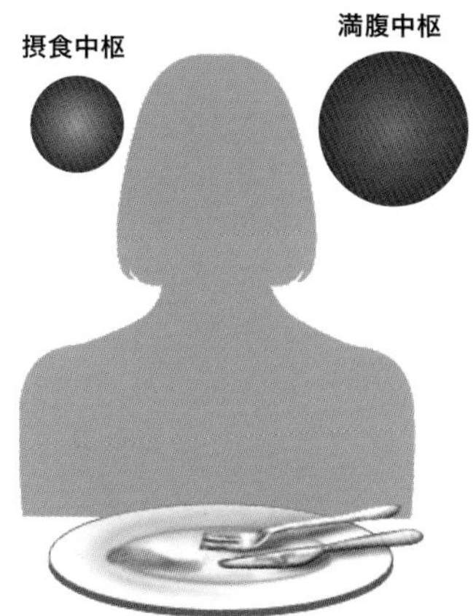

食事を終えたあと
満腹中枢のはたらきが大きい

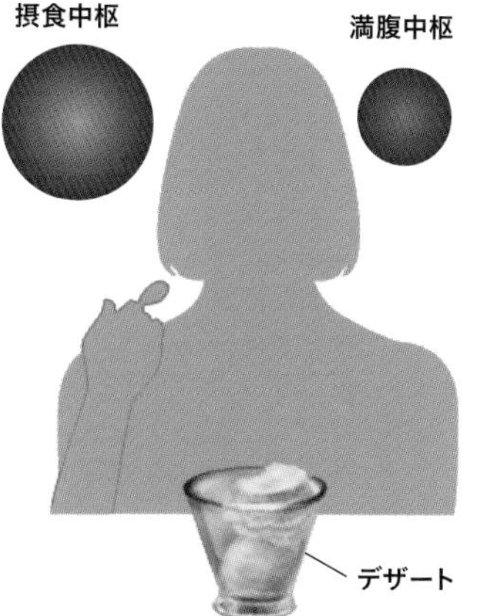

別腹が生じる
摂食中枢のはたらきが大きい

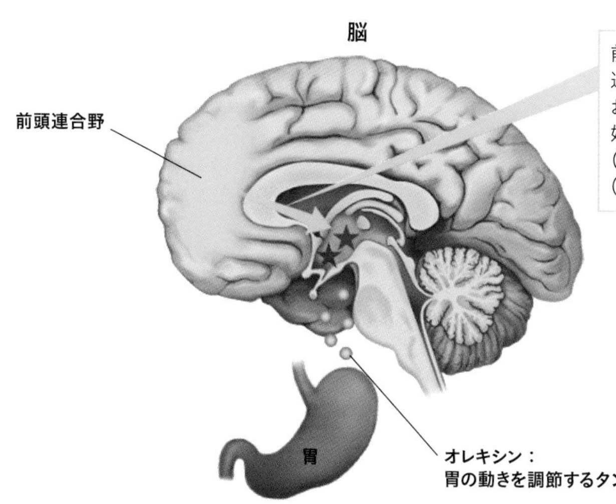

前頭連合野が摂食中枢に送る信号
おいしそう（予想）
好き（過去に食べた経験）
（食べてみて）おいしい
（食べてみて）あきていない

“やめられない，止まらない”をつくる

ドーパミン

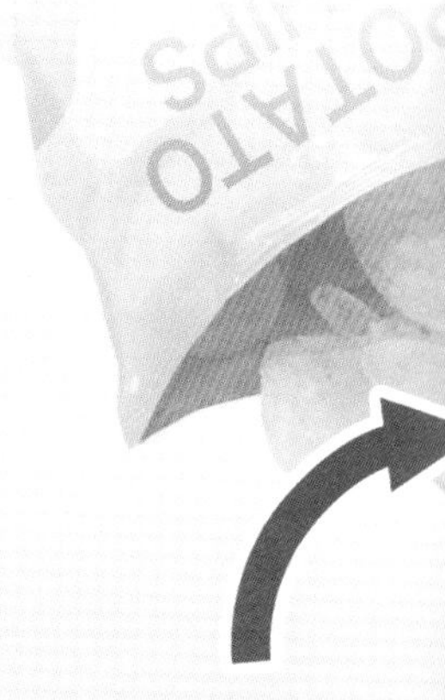

ポテトチップスなどのスナック菓子を食べはじめると，ついつい手が出て止まらなくなり，気がついたら袋が空っぽになっていた……なんて経験はありませんか。

スナック菓子は一口あたりのかむ回数が少ないため，口の中からすぐになくなってしまうのに，おいしさの余韻が残ります。そのため，脳から「もっと欲しい」という指令が出ます。その結果，つい手が出てしまい，“やめられない，止まらない”という「やみつき」の状態がつくりだされてしまうのです。

この「やみつき」も，脳の報酬系とドーパミン（68ページ）が関係していると考えられています。私たちが何かをするとき，脳内では無意識に「それは自分にとって心地いいことか，またはよいい利益があることか」の検討がされています。そのときに，この報酬系がはたらくといわれています。

報酬が得られた行動を強化

ドーパミンは，報酬を得たと脳が判断した行動（この場合は食べること）を強化します。このためますます食べたくなります。また，ドーパミンが分泌されることで，快感が生じます。

やみつきを生む報酬系

報酬系により，「食べる」という行動が止まらなくなるしくみをえがきました。食べることでドーパミンが分泌されると，ますます食べたくなり，食べるのを止められなくなっていきます。ブレーキがきくうちに，残りを片づけたり，人にあげたりするなどして，食べられない状況を物理的につくるとよいでしょう。

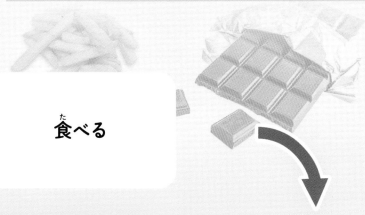

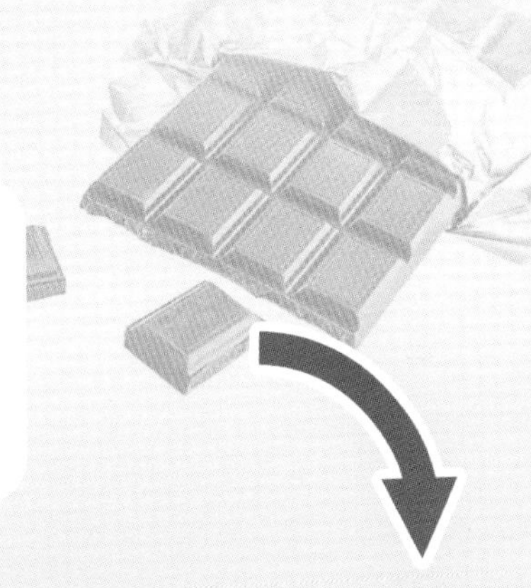

食べる

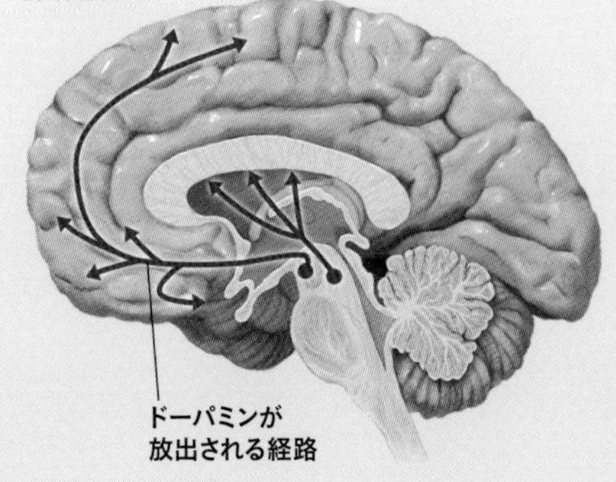

報酬を得たと脳が判断

ドーパミンを分泌

コーヒーブレイク
COFFEE BREAK

感情がゆさぶられると食べすぎてしまう

仕事や恋愛などでストレスを感じたときは，おいしいものを食べてストレスを解消したくなります。しかし，感情的になっているときは，食べすぎてしまうおそれがあるので注意しましょう。

ドーパミンは，もらえる報酬の誤差が大きいほど，たくさん分泌されます。たとえば，おいしくないと思って食べたお菓子が，予想に反しておいしかったとします。この場合，食べる前に予測した味覚と食べたあとに経験した味覚に，大きな差が出ます。これを「報酬予測誤差」といい，この誤差が大きいほどドーパミンの分泌量がふえるのです。

報酬予測誤差の情報は，感情が強くゆさぶられると増幅されます。私たちの食事における反射行動も感情の影響を受けるため，ストレス解消などの苦痛の緩和（負の強化）を理由にした食事では，食べすぎてしまいがちなのです。

感情的なときは，食事をひかえめにしたほうがよさそうです。

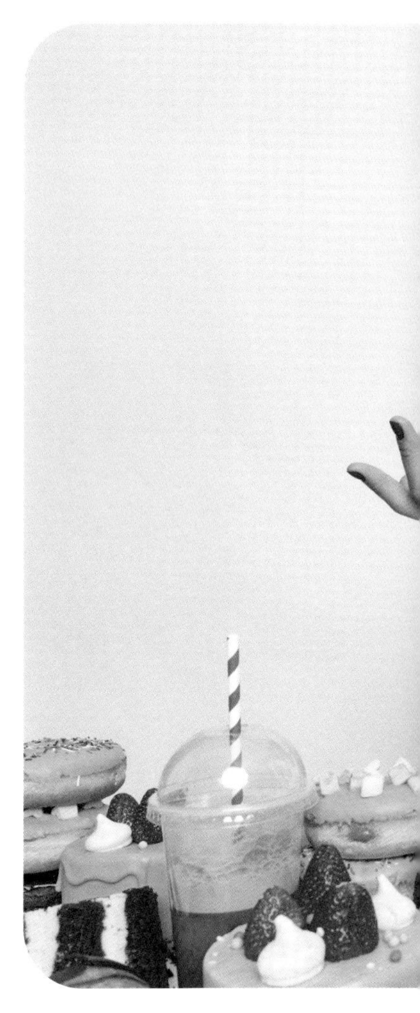

よい感情も悪い感情も，反射行動の学習をうながす

感情には，脳の「扁桃体」が深くかかわります。たとえば，ヘビを見たときに，危険だから逃げるという動作をしなければなりません。このときに体全体の活動量を上げる役割をするのが扁桃体，感情です。つまり感情は，「ある反射行動の強化を助けるためのもの」と考えられます。そのため感情にしたがって食べると，食べすぎになりやすいのです。

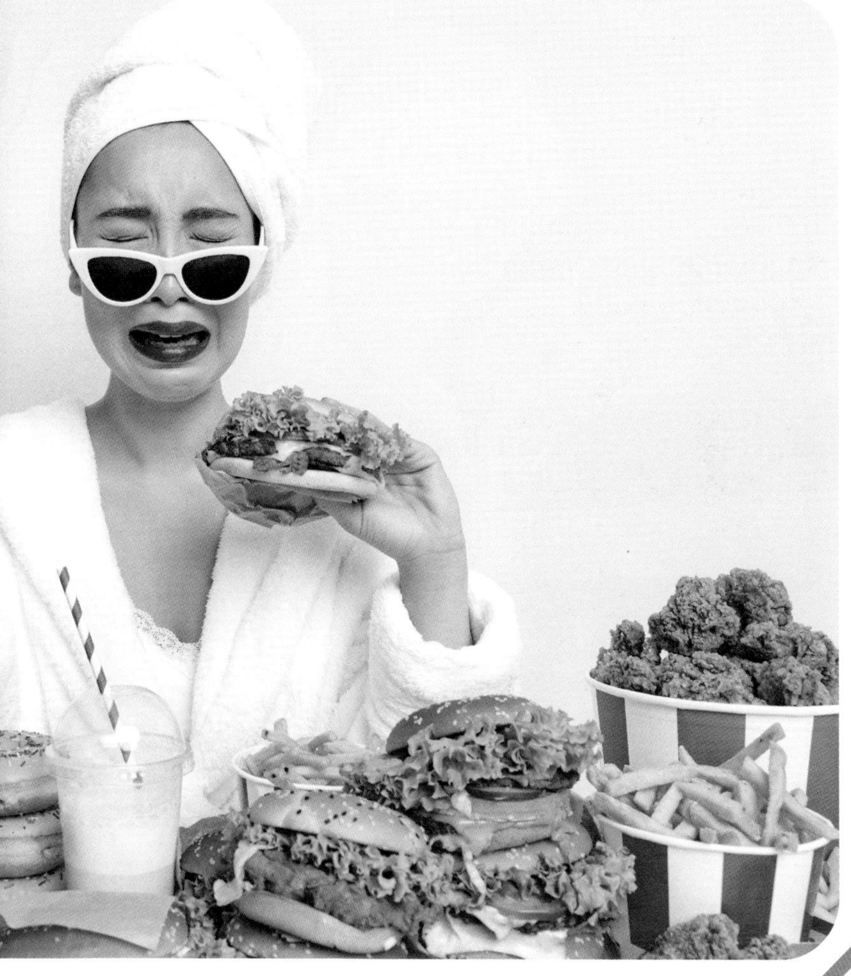

「食欲」のスイッチを入れる条件反射

条件反射的に食べる原因を遠ざけよう

たとえば，最寄のバス停の前にあるラーメン店の看板を見ると食欲のスイッチが入ってしまうのであれば，一つ前のバス停を利用することで，条件反射をおさえることができます。

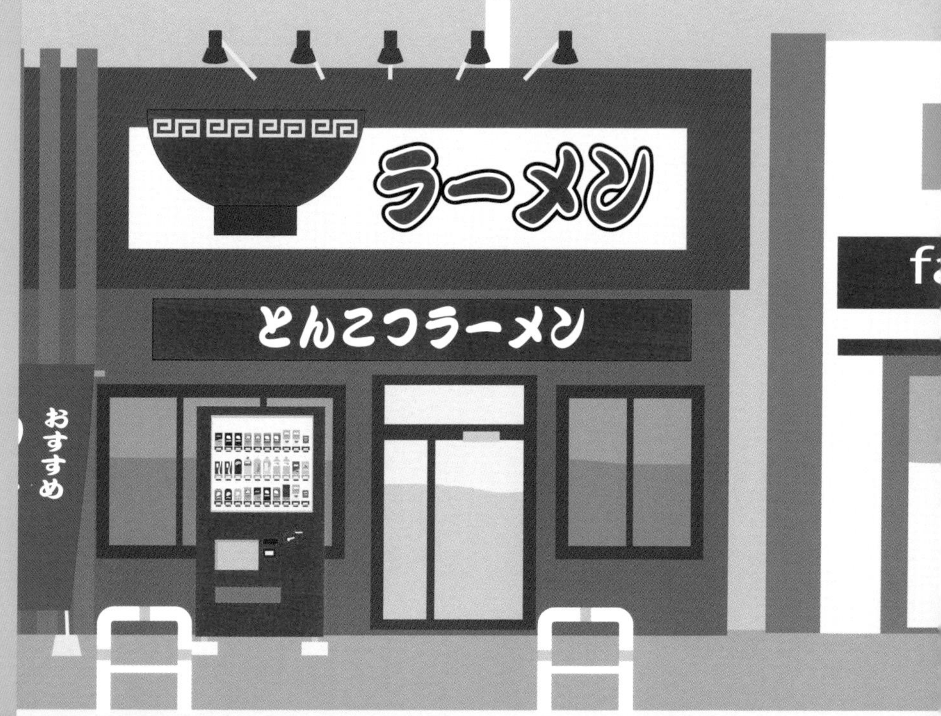

おなかがすいていないのに食べたくなってしまう原因は，大脳基底核でおきている「条件反射」にあります。

たとえば，お気に入りのラーメン店の看板をみると，条件反射的に食べたくなることがあります。こうした外側からの刺激が，食べすぎを引きおこすこともあるのです。

また，前ページで紹介した感情も，条件反射的に食べるきっかけになります。よい感情も悪い感情も，学習効果を高める作用があるといいます。**うさを晴らすためにドカ食いをすると，「嫌なことがあるとドカ食いする」ということが学習され，条件反射に結びつくのです。**

条件反射的に食べる行動を防ぐには，自分がどのようなときに食べすぎてしまうのかを把握することが重要です。

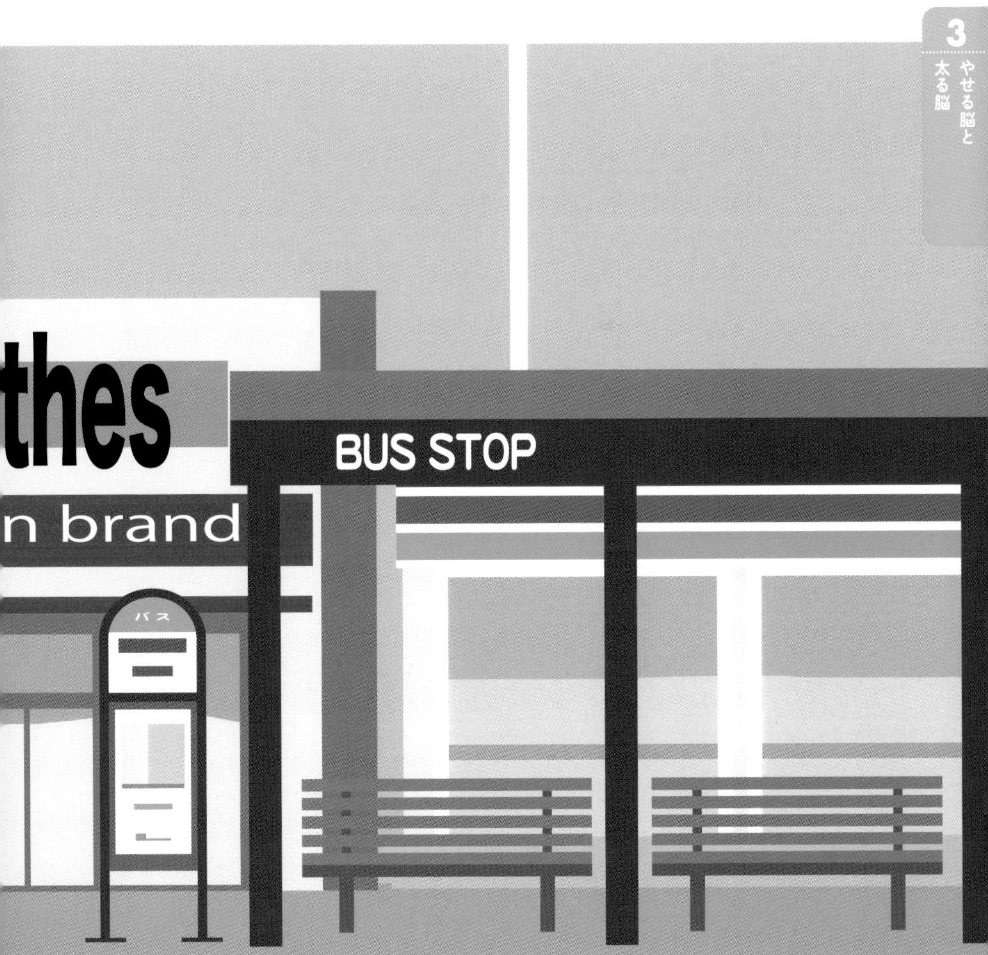

食べたい気持ちをおさえるには

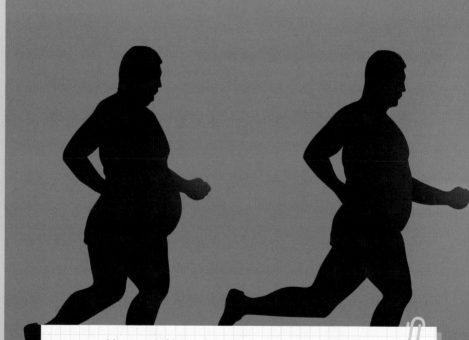

リスクの大きさを柔軟に切り替えることが苦手な脳

ギャンブル依存症は，ギャンブルをする行為を制御できない病気です。ギャンブル依存症の人は，リスクを取る必要のないときでもリスクを取ってしまうという問題が知られていました。ギャンブル依存症の人は内側前頭前野と背外側前頭前野の切りかえがうまくいかずに，将来の報酬を正しく見積もることができないことが，fMRI※の脳画像から明らかになっています。

食べたい気持ちをおさえるか，おさえきれずに食べてしまうかは，脳の意思決定で決まります。この意思決定を制御できれば，理想的な体型を維持できるはずです。

脳の意思決定は，得られる報酬の大きさや，報酬が得られる可能性（確率）で行われます。内側前頭前野という部位は，報酬の短期的な価値を判断すると考えられています。また，背外側前頭前野という部位は，長期的な報酬の価値を検討するように進化しました。

これまでの研究によると，内側前頭前野は自制心の強さと関係なくはたらいていると考えられています。一方，背外側前頭前野の活動は，自己コントロールできるといいます。**背外側前頭前野をはたらかせるには，「やせたらあの服が似合うようになる」など，将来の報酬に焦点を当てるとよいでしょう。**

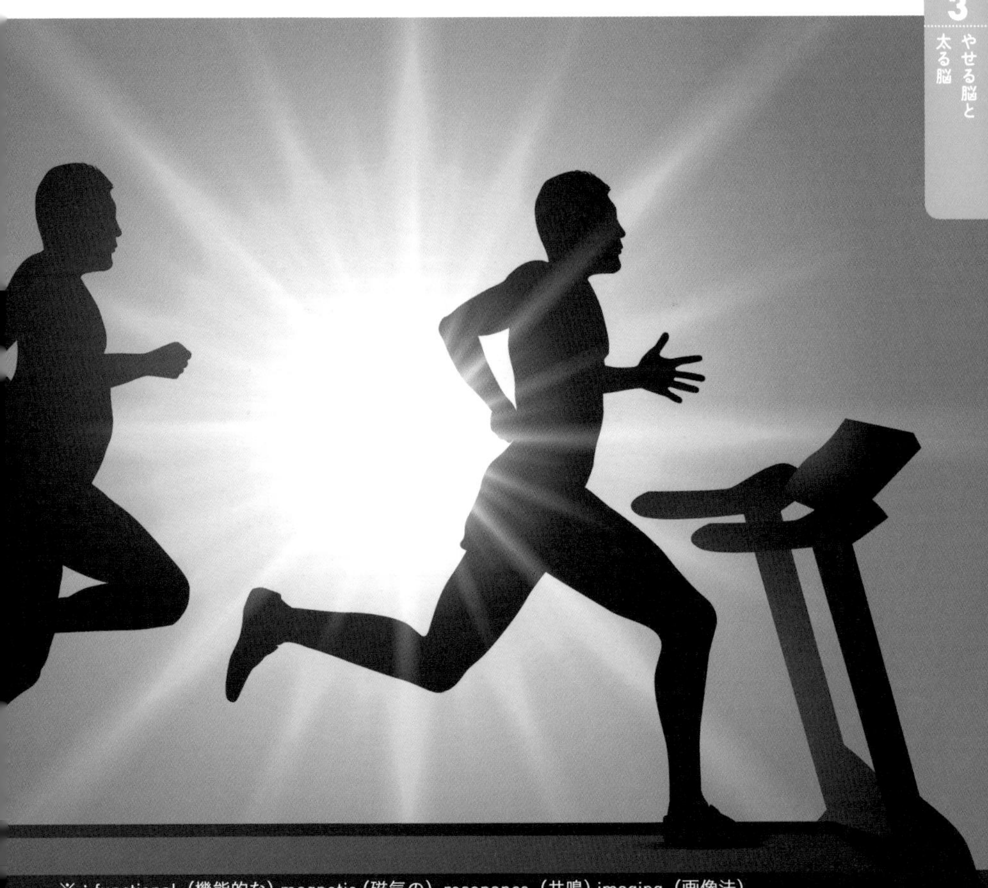

※：functional（機能的な）magnetic（磁気の）resonance（共鳴）imaging（画像法）の略称。脳の血流の変化をとらえて，脳の変化を画像化する手法

色のマジックで食欲をコントロール！

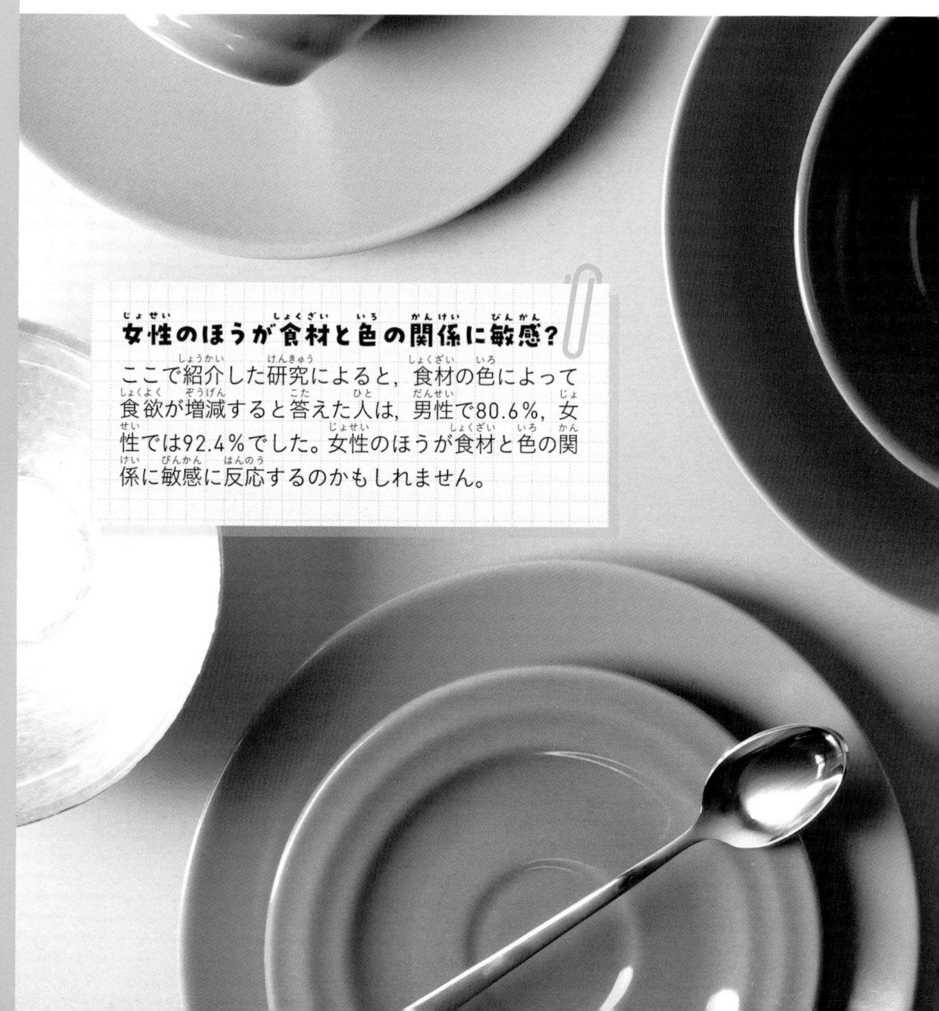

女性のほうが食材と色の関係に敏感？

ここで紹介した研究によると，食材の色によって食欲が増減すると答えた人は，男性で80.6％，女性では92.4％でした。女性のほうが食材と色の関係に敏感に反応するのかもしれません。

やせるためには，脳の学習によって身につけた「条件反射的に食べる行動」（76ページ）を，減らしていくことが重要です。

そのためには，条件反射がおきる「条件」を変える方法があります。ポイントは，学習効果を高める「感情」を利用するのです。

20代の日本人を対象に行った研究※によると，赤，オレンジ，黄といった暖色系は食欲をふやし，黒，茶，紫，青は食欲を減退させることがわかりました。同研究では，味と色の関係についても調査しています。黒や茶が食欲を減退させるのは，これらの色が苦味に対応しているからかもしれません。また，青は「自然界に食べ物として存在しない色」と認識されている可能性がありそうです。

たとえば，料理の器を紫，テーブルクロスや部屋の壁紙を青や黒にすると，食欲が減退し，条件反射的に食べる行動もおきにくくなることが期待できます。

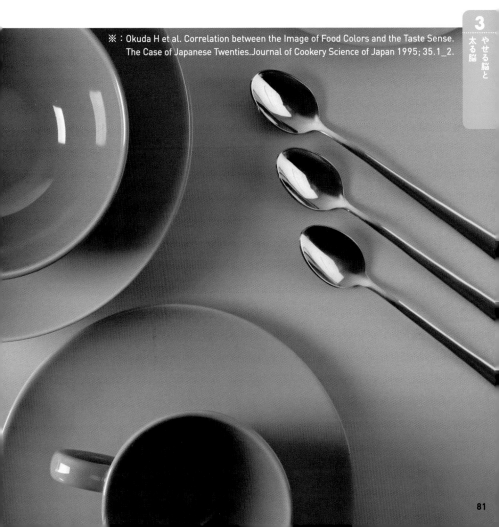

※：Okuda H et al. Correlation between the Image of Food Colors and the Taste Sense. The Case of Japanese Twenties.Journal of Cookery Science of Japan 1995; 35.1_2.

“悪魔(あくま)のささやき”に負(ま)けない目標設定(もくひょうせってい)の方法(ほうほう)

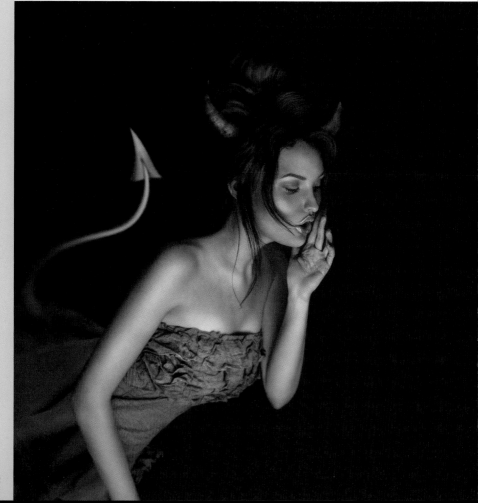

脳は，将来得られる報酬の大きさなどを予測しながら，目標思考的に行動することができます（78ページ）。**脳の目標思考的行動とは，ある目標（ゴール）を設定して，それに向かってどのような行動を選択すればいいのかを，逆算しながら意思決定することです。**こうした脳のしくみを，ダイエットに応用しましょう。

たとえば，流行の服を格好よく着こなすためには，体型を整える必要があるとします。すると脳の中に目標ができ，食べたい気持ちをおさえられるようになります。

減量中は，頭の中で天使と悪魔をイメージする人も多いでしょう。実際に脳の中では，内側前頭前野（悪魔役）と背外側前頭前野（天使役）によって状況判断が行われています。**「今日は特別」など，条件反射的に食べる言い訳が浮かんだら，それは悪魔に天使が押されていることを意味しています。**

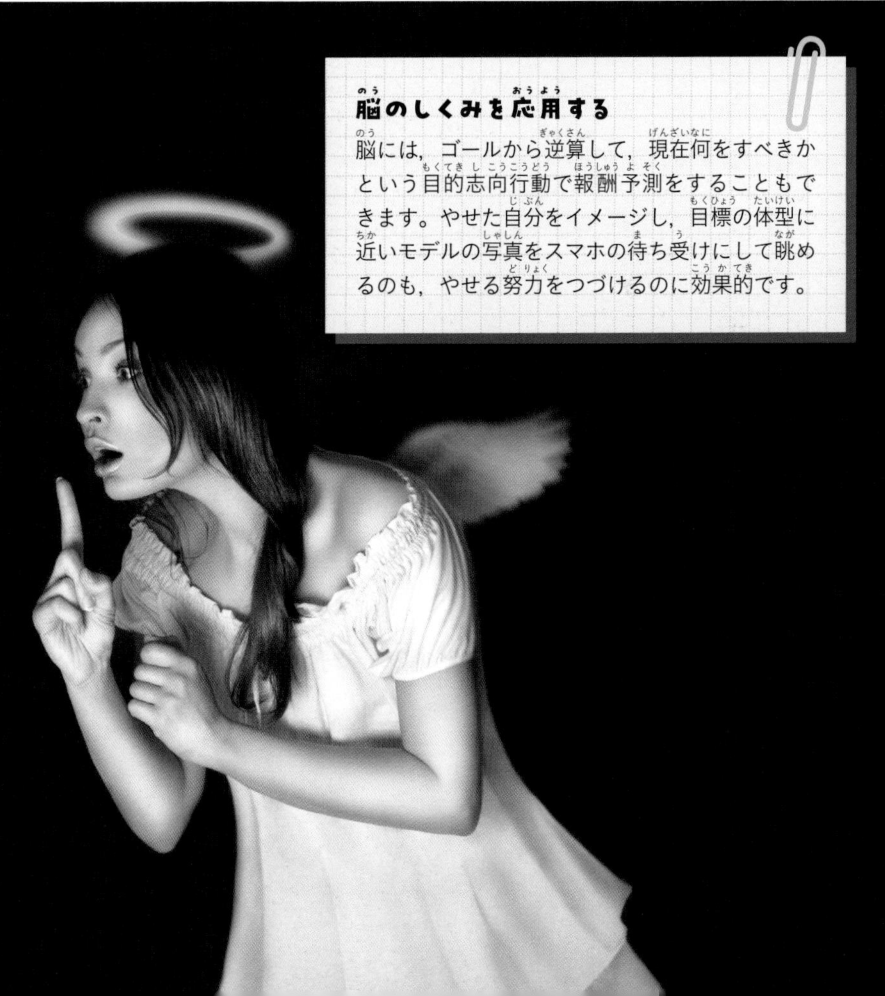

脳のしくみを応用する

脳には，ゴールから逆算して，現在何をすべきかという目的志向行動で報酬予測をすることもできます。やせた自分をイメージし，目標の体型に近いモデルの写真をスマホの待ち受けにして眺めるのも，やせる努力をつづけるのに効果的です。

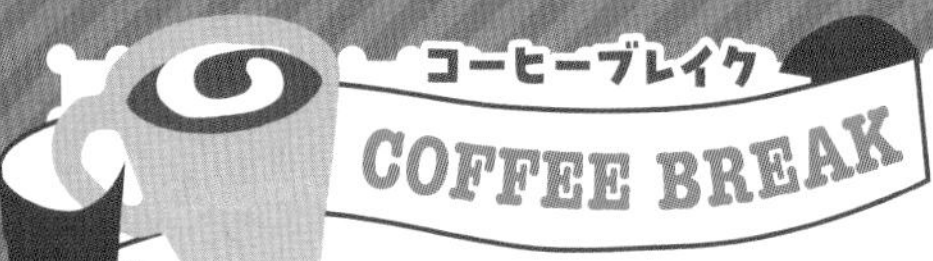

「食べすぎ」と「薬物依存」に共通点？

アメリカの薬物乱用を研究する専門機関が，BMIの値が35以上の人を「病的な肥満」と定義し，そのような人の脳に異常が生じていないか調べました。

すると，脳の「前頭葉」などで，「ドーパミンD_2受容体」が大きく減少していることがわかったといいます。ドーパミンとは脳の神経回路で信号を伝える神経伝達物質の一種です。**病的な肥満の人の脳では，ドーパミンを受け取る受容体の一種が減少し，信号の伝達がうまくいかなくなっていたのです。**

興味深いことに，これと同じことは，薬物依存症の患者の脳でもみられるのだといいます。「食べすぎ」と「薬物依存」に共通点があったということになります。

高カロリーの食事への依存状態になったラットは，高カロリーの食事を制限されると，薬物依存症の患者が薬物の摂取をやめた場合と同じような「禁断症状」が出るという実験結果も報告されています。とくに砂糖の多い食物をあたえられた動物に，禁断症状がみられるといいます。似たようなことが人間にもおきているのかどうか，気になるところです。

ダイエットをはじめるのは簡単なのに，つづけるのが非常にむずかしいことの理由は，そこにあるのかもしれません。

脳の機能障害が，薬物や食べ物への依存を引きおこす

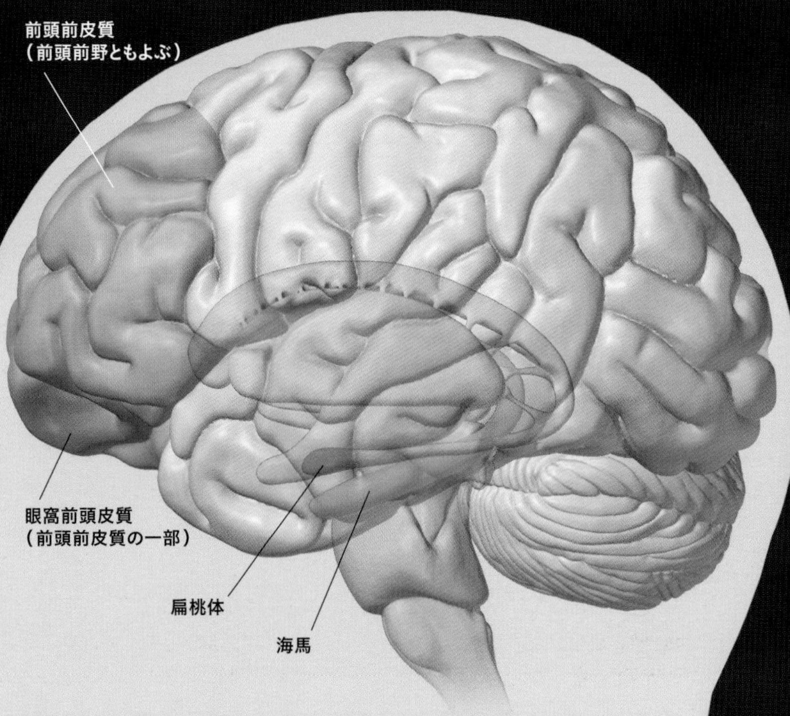

薬物を乱用した場合，脳の扁桃体，海馬などの領域に機能障害が生じることは以前から知られていました。研究者は，薬物依存症患者の前頭前皮質や眼窩前頭皮質にも，機能障害が発生することを発見しました。この機能障害は，食べ物への依存状態となっている病的な肥満の人にも同様にみられることがわかりました。前頭前皮質や眼窩前頭皮質の機能障害の原因は，ドーパミンD_2受容体の減少であることもわかりました。

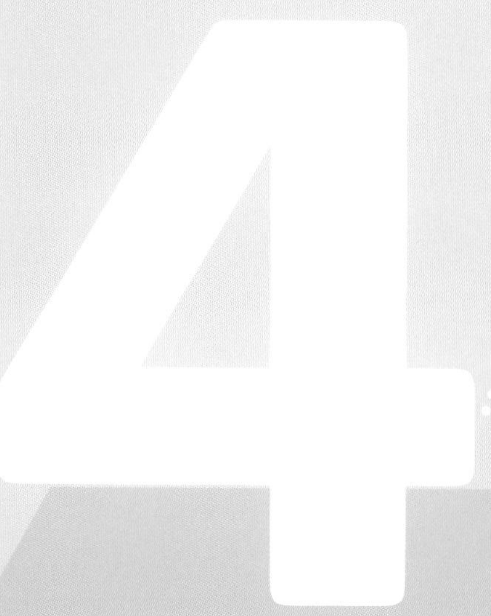

4 太らないための正しい食事法

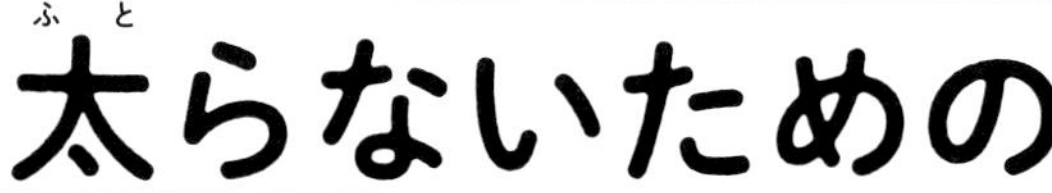

健康的にやせるためには，単純にカロリー制限だけをしていてもうまくいきません。また，極端な糖質制限も栄養バランスを崩し，健康を害する原因になってしまいます。4章では，科学的に正しい食事の方法を紹介します。

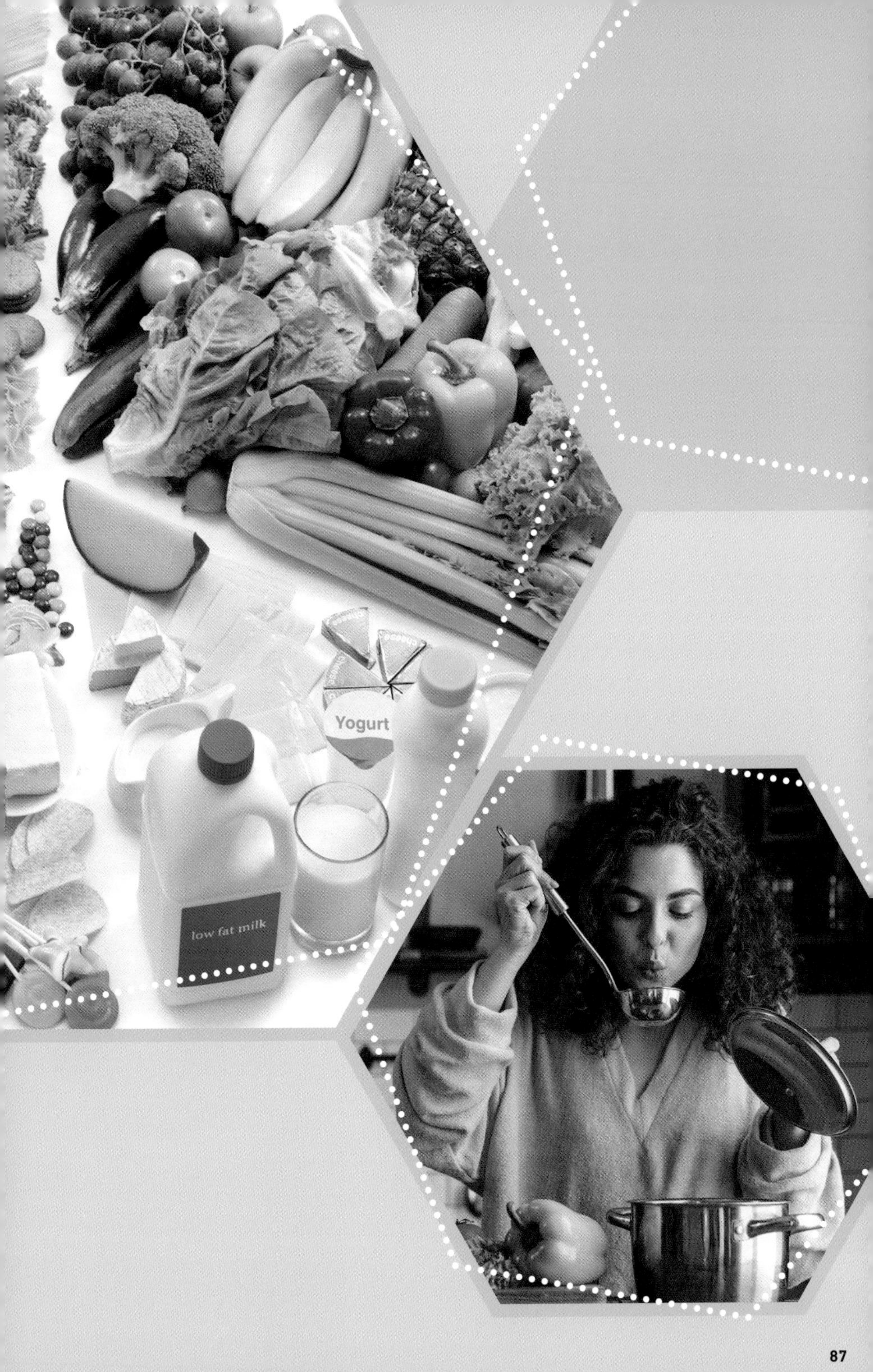

Yogurt
low fat milk

食品やメニューに表示されている「カロリー」って何？

私たちの体は，エネルギーを使うことで動きます。そのエネルギーは，食べ物から得られます。**この食べ物がもつ化学エネルギーの量をあらわす単位の一つが，「カロリー（cal）」です**。食べ物の場合は，「キロカロリー（kcal）」（＝1000カロリー）が単位として多く使われています。

食べ物のカロリーの値は，それを燃やして測定します。食べ物を特殊な容器に入れ，一定量の水の中に入れておきます。そして容器の中を酸素で満たして，食べ物を瞬時に燃やします。このとき，水の温度がどれだけ上昇したかをはかることで，その食べ物がもっているカロリーが求められるのです。

ただし，さまざまな食べ物のカロリーの値は，実際の値よりも小さい値が採用されています。それは，ヒトが食べ物を食べても，そのすべてを消化吸収できるわけではないからです。**食品に表示されているカロリーは，ヒトがその食べ物から取りだすことのできるエネルギーの量を示しています。**

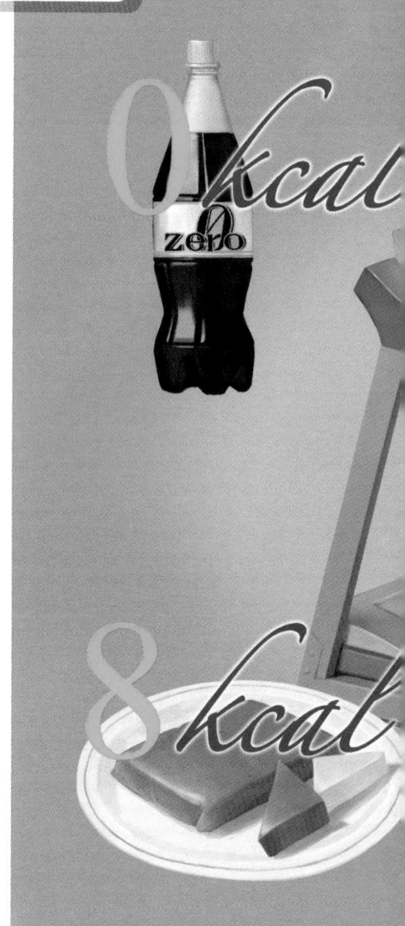

食品とカロリー

食品の摂取カロリーと運動による消費カロリーのイメージをえがきました。揚げ物などの油分の多い食物は比較的カロリーが高いといわれています。一方，こんにゃくなどは非常にカロリーが低い食品として知られています。運動などによる消費カロリーが食事の摂取カロリーよりも少なければ，余ったエネルギーは体にたくわえられていきます。

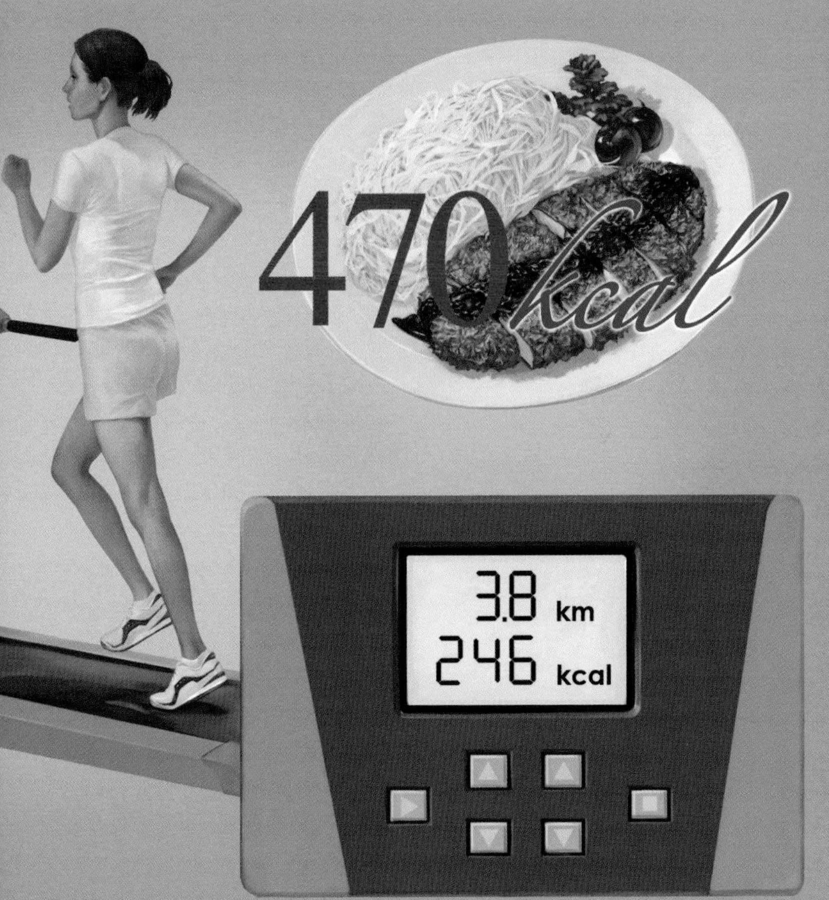

4 太らないための正しい食事法

カロリーの総量が同じなら，太りやすさは同じ

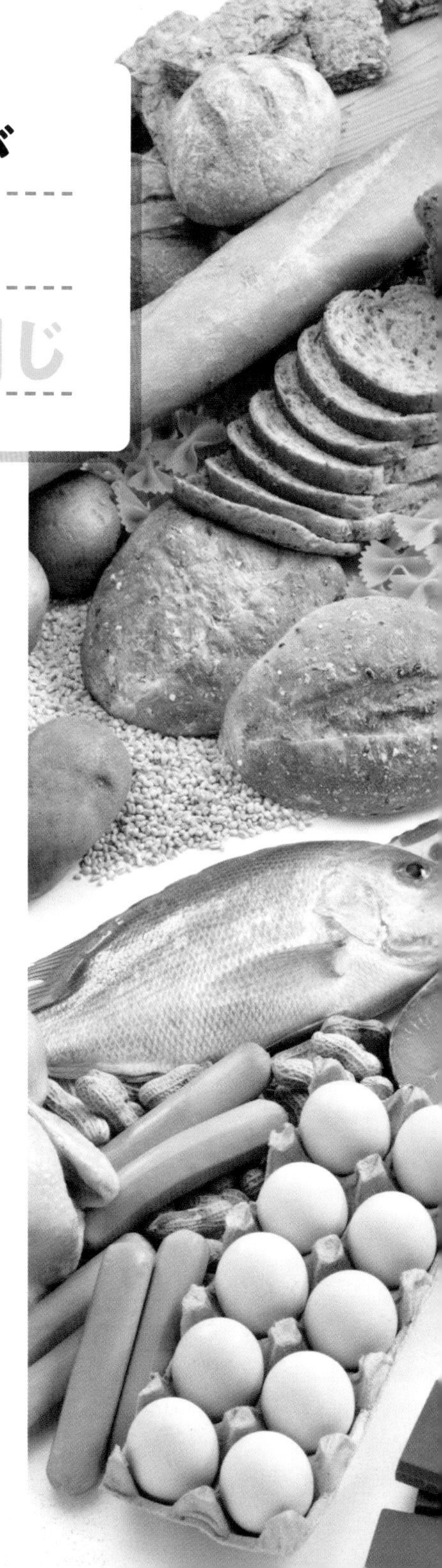

食品や栄養素の種類によって，太りやすさにちがいはあるのでしょうか。糖質（炭水化物）1グラムは3.75キロカロリーに相当します※。タンパク質は1グラムで4キロカロリーです。一方，脂質は1グラムで9キロカロリーあります。同じ重さを食べるなら，脂質が最もカロリーが高いということです。

では，摂取したカロリーの量が同じである場合に，食物や栄養素の種類によって太りやすさに差はあるのでしょうか。これについては，基本的にはちがいはありません。1000キロカロリーは1000キロカロリーというわけです。

つまり太らないようにするためには，摂取したカロリーの総量が重要ということです。適切なカロリーの総量のめやすは，各個人の基礎代謝と活動の強度によって決まります。**なお，当然の話ですが，各栄養素をバランスよくとらなければ健康をそこなうことになります。**

※：これまで糖質（炭水化物）は1グラムあたり4キロカロリーとされてきましたが，2020年末の「食品標準成分表（八訂）」では3.75キロカロリーに変更されています。

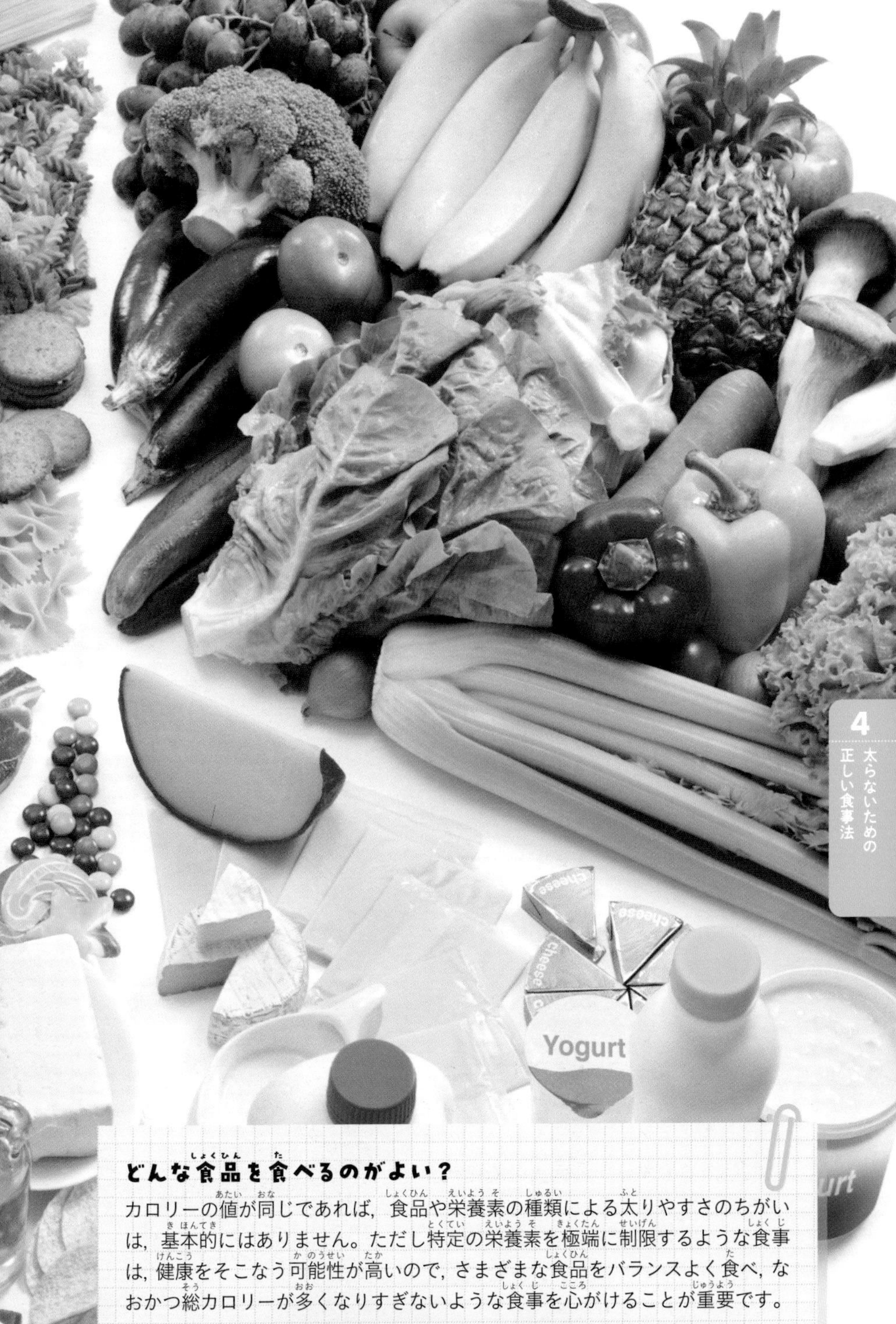

どんな食品を食べるのがよい？

カロリーの値が同じであれば，食品や栄養素の種類による太りやすさのちがいは，基本的にはありません。ただし特定の栄養素を極端に制限するような食事は，健康をそこなう可能性が高いので，さまざまな食品をバランスよく食べ，なおかつ総カロリーが多くなりすぎないような食事を心がけることが重要です。

カロリー制限はやせる基本だが，むずかしい

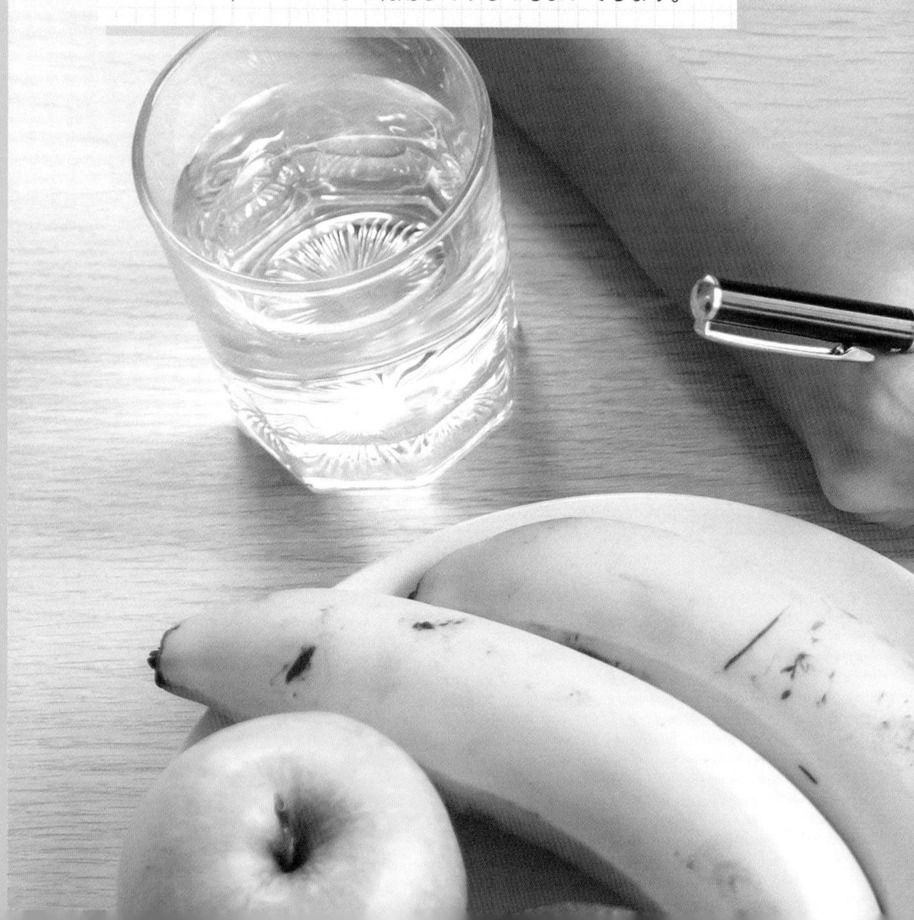

カロリーのおおよその量を知っておこう

最近では，ウェブサイトやスマホのアプリなど，簡易なカロリー計算ができるものがあります。おおよそのカロリー摂取量を知るために，めやすとして利用してみるのもよいでしょう。

やせるためには消費カロリーよりも少ないカロリーの食事をつづければいいわけです。**しかし，カロリー制限には「つづけるのがむずかしい」という大きな問題があります**。食品のカロリーの計算は複雑で，非常に手間がかかります。また，食事の際にカロリーばかり気にしてしまうと，食べられるものが限られて，ストレスがたまりやすくなります。

私たちの体は，消費カロリーよりも摂取カロリーが少ないと，エネルギー消費をおさえて体脂肪を維持しようとする「適応現象」が生じます。飢餓の状態で通常時と同じエネルギー消費をつづけると，脂肪が減少して生命の維持にかかわることになるのです。

カロリーを極端に制限しようとすると，食事の量が少なくなり，健康の維持に必要な量の栄養が摂取できず，低栄養の状態になりやすいというリスクもあるのです。**健康的に体重を減らした状態をキープしつづけるには，栄養素などほかの要件にも，目を向ける必要があるのです**。

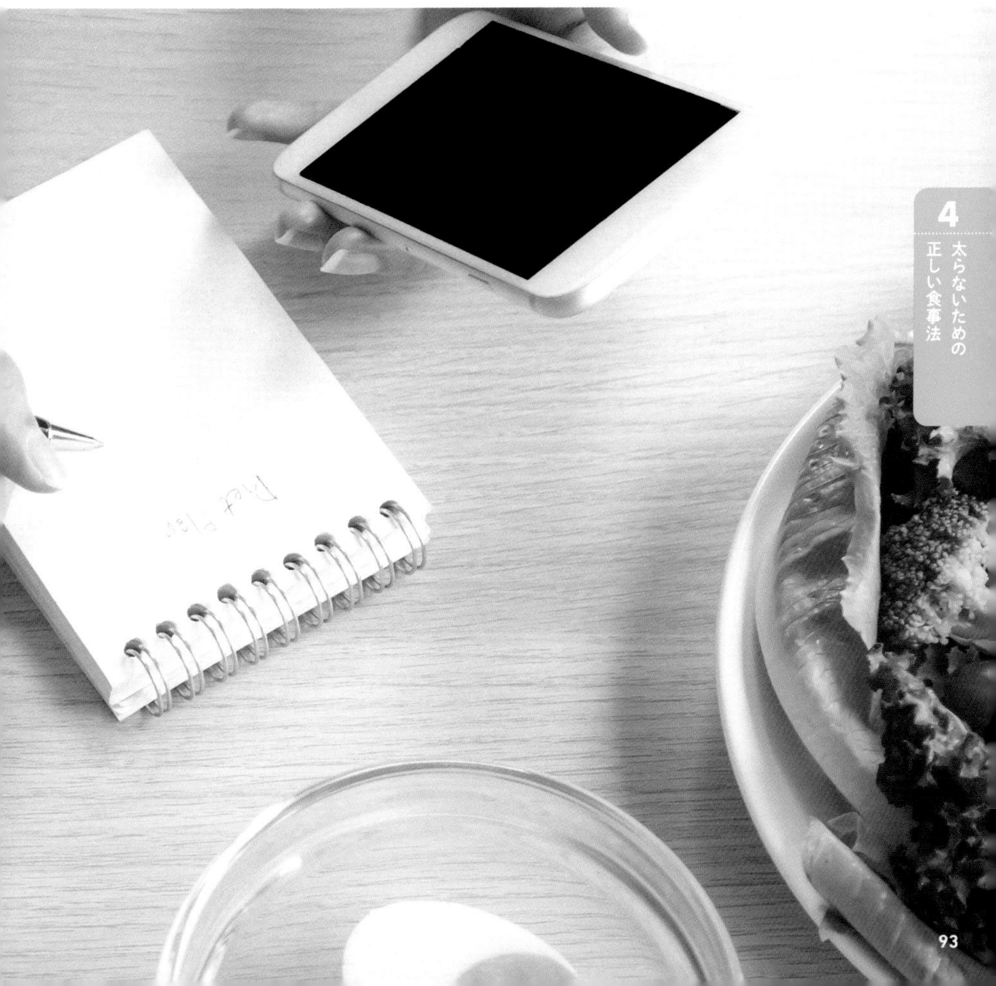

プチ断食は健康障害のリスクも

プチ断食について耳にしたことはありませんか。短期間の絶食を行うことで内臓を休ませることができ，その結果，代謝が上がったり，脂肪を燃焼しやすくなったりするという効果があるといわれています。断食の期間は半日～1日，頻度も週2日～隔日など，さまざまな方法が提唱されています。

ある研究※で，健康な非肥満者の男女各8人に対して，22日間，1日おきに絶食するプログラムを実施しました。すると，いずれも実施前の状態から体重が2.5%，体脂肪が4%減少したという結果が出ています。

私たちの体では通常，体を動かすためのエネルギーをつくりだすのにグルコース（ブドウ糖）が利用されます。グルコースがなくなると，肝臓や筋肉にたくわえられたグリコーゲンがグルコースに分解されて利用されます。しかし食後10時間ほどが経過し，グリコーゲンも使い果たされると，体のエネルギー源をグルコースから脂肪（中性脂肪）や筋肉（タンパク質）にスイッチします。中性脂肪やタンパク質からつくられる「ケトン体」という物質を燃料にして，体を動かすのです。このような空腹状態を1日のうちに意図的につくり，脂質やタンパク質をエネルギー源として使わせるようにするのが，プチ断食のしくみです。

しかし，プチ断食には，食事を長期間抜くとその後に大食いすることが多く，かえって太ってしまう可能性があるといった問題点もあるのです。さらに，断食中は脂肪だけでなく筋肉などのタンパク質も燃料として使われるため，タンパク質を十分に補給しなければ筋肉や臓器が萎縮してしまいます。

プチ断食は，手軽にとり入れやすい減量方法ですが，健康状態の悪化を招いてしまうおそれもあります。実行するとしたら，半日（夕食と次の朝食までの12時間）程度の断食にとどめておくのがよいでしょう。

※：de Cabo, et al. N Engl J Med 2019, 381:2541-2551

空腹がつづくとケトン体が使われる

空腹がつづきグルコースが枯渇すると，脂肪が分解されて「ケトン体」がつくられます。ケトン体は全身に運ばれ，グルコースの代替エネルギーとして使われます。

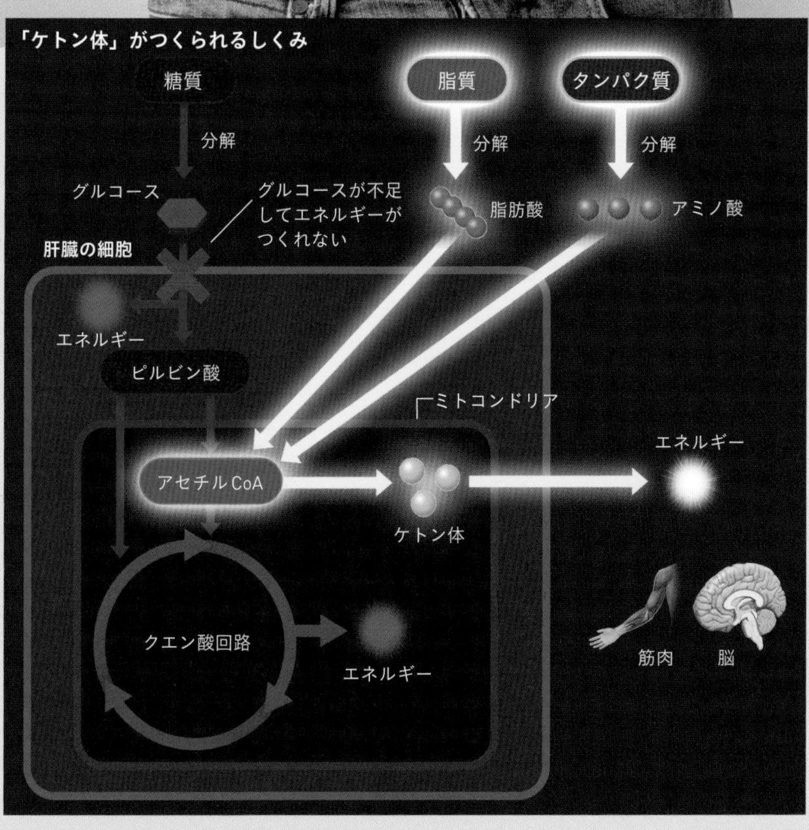

4 太らないための正しい食事法

高タンパク食はおなかいっぱいになりやすい

タンパク質は，**脂質・炭水化物とともに三大栄養素（エネルギー産生栄養素）の一つに数えられており，健康な体づくりのために欠かすことのできない栄養素です**（50ページ）。

「高タンパク質食」というと，筋トレなどのトレーニングをする人向けの食事というイメージをもつ人が多いかもしれません。しかし，高タンパク質食は低カロリーなものが多いことから，タンパク質を積極的に摂取することは，身体をスリムにしたり健康を維持したりすることに有効といえます。**また，タンパク質には，食欲をおさえるホルモンの分泌をうながすはたらきもあるため，肥満の予防や改善に効果的です。**

しかし，高タンパク質食によってタンパク質の摂取量が過剰になると，腎臓などへの悪影響も懸念されます。タンパク質の摂取量が多い人は，腎機能の低下が早まることがわかっています。タンパク質の適切な摂取量は，成人男性で1日あたり85～130グラム，成人女性で65～100グラムが推奨されています。

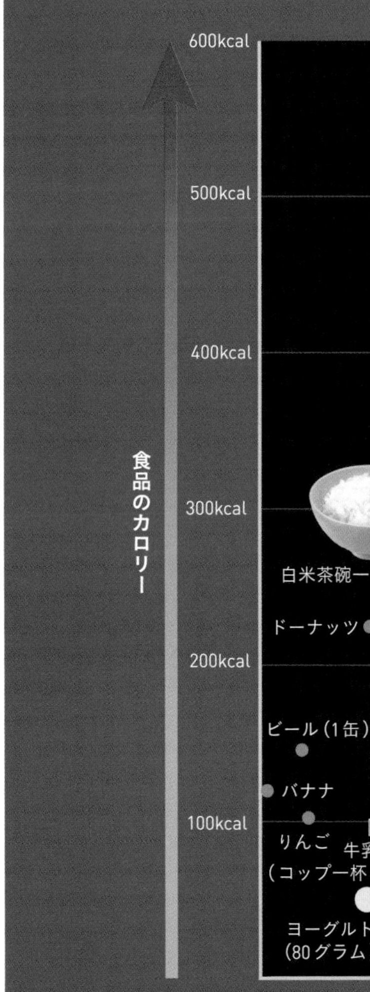

高タンパク質・低カロリーの食品

さまざまな食品をカロリーとタンパク質の量で分類しました。やせるためには，黄色の丸印で示したような，低カロリーで高タンパク質の食事を積極的にとるとよいでしょう。

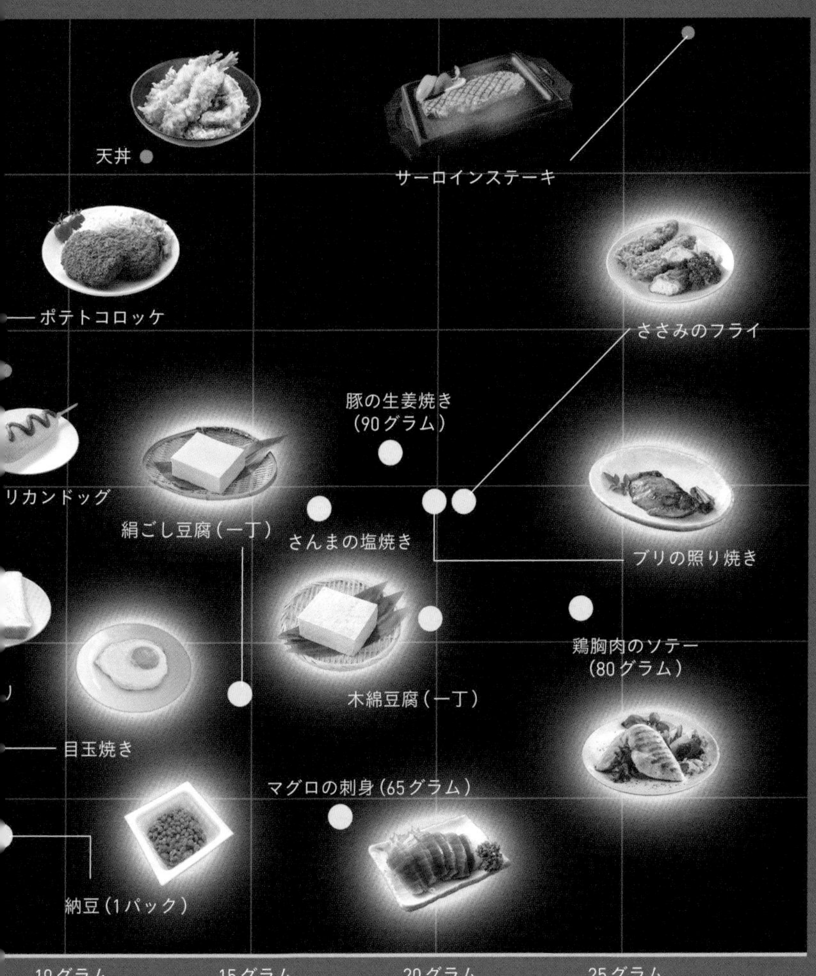

4 太らないための正しい食事法

「ゼロカロリー食品」にもカロリーはある

「食物繊維」を有効活用

低カロリー食品の代表的な食材，「こんにゃく」は，97%が水分，残り3%が食物繊維でできています。食事をするときに，食物繊維をいっしょに摂取したり，食物繊維を先に食べ，ご飯やパンをあとにしたりすることで血糖が急激に上がることをおさえる効果があります。

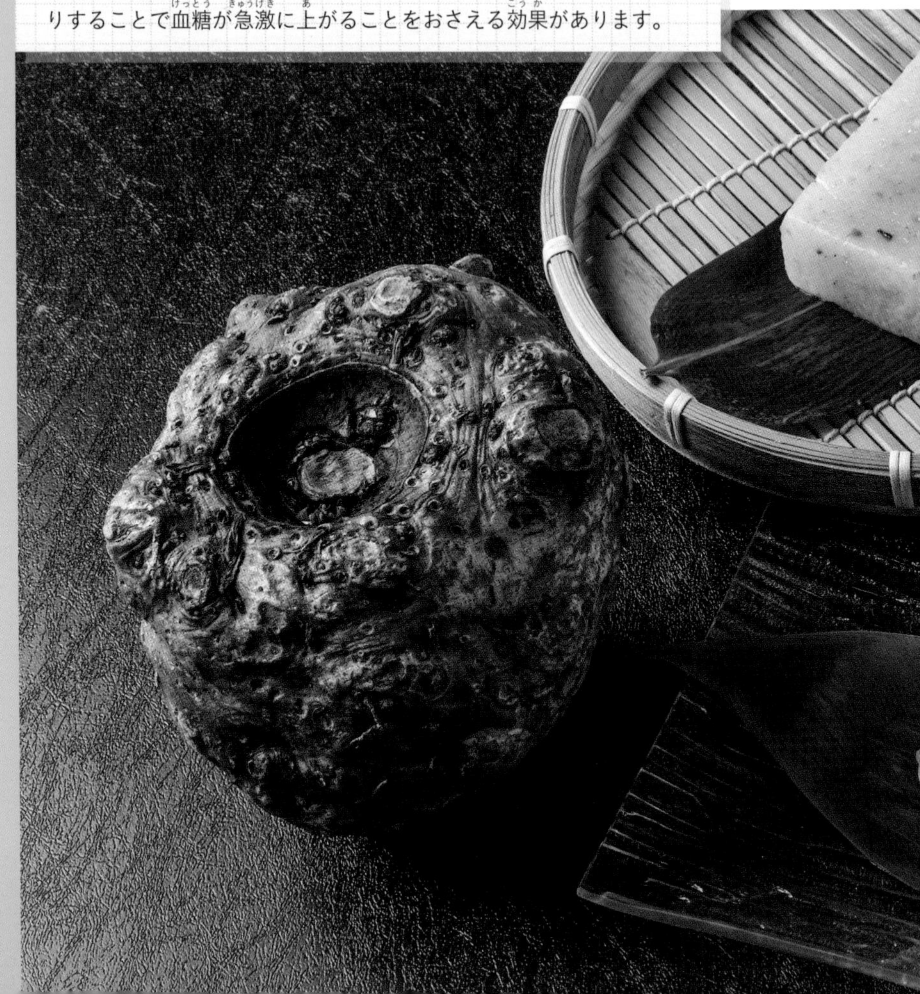

最近では，ゼロカロリーやカロリーオフを強調する食品がふえています。しかしそれらにもカロリーはあり，たとえば「ゼロカロリー」の表記は100グラムあたり5キロカロリー未満（飲料の場合は100ミリリットルあたり5キロカロリー未満），カロリーオフの場合は，100グラムあたり40キロカロリー以下（飲料の場合は100ミリリットルあたり20キロカロリー以下）とされています。**こうした食品や飲料のカロリー表示にも注意して，摂取する必要があります。**

近年，「糖質ゼロ」や「糖質オフ」といった食品や飲料も販売されています。糖質ゼロ表示は，食品100グラムあたり糖類0.5グラム未満（飲料の場合は，100ミリリットルあたり糖類0.5グラム未満），糖質オフ表示は，食品100グラムあたり糖類5グラム未満（飲料の場合は100ミリリットルあたり糖類2.5グラム未満）となっています。

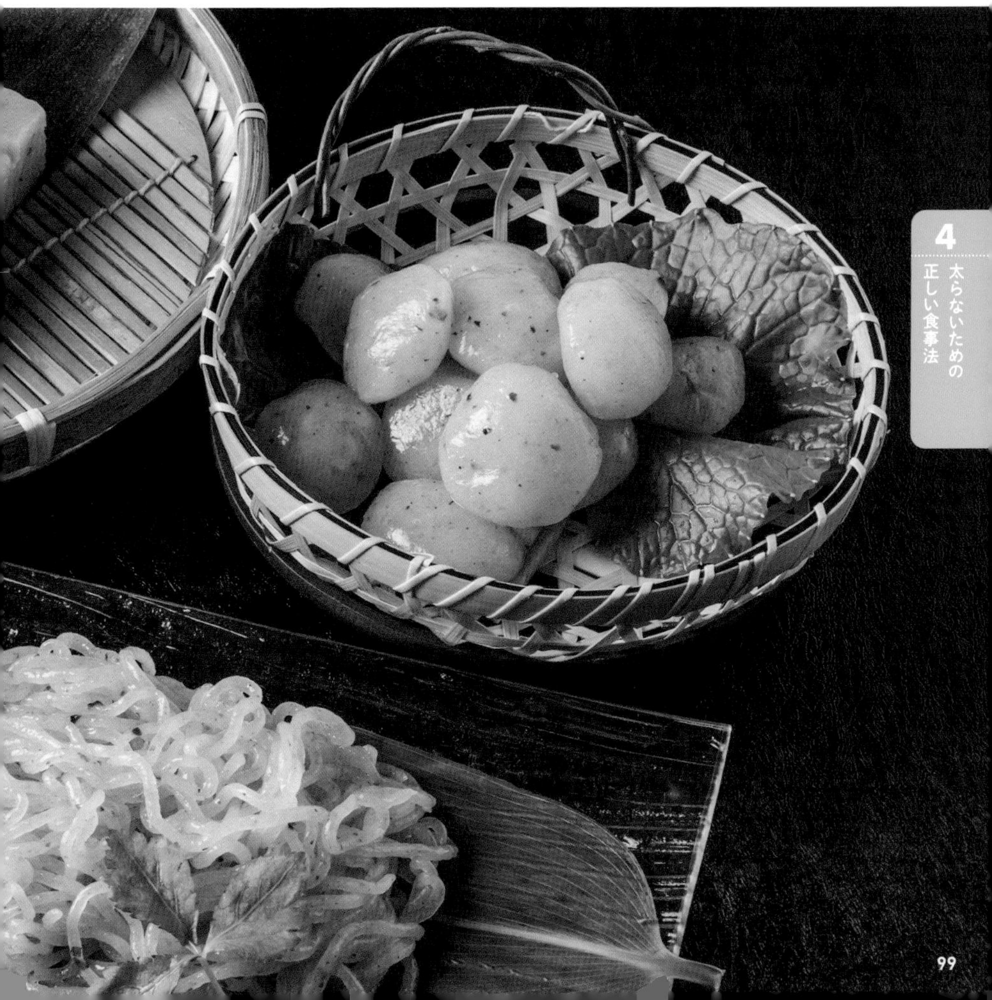

ひかえるべき脂質と とるべき脂質

「飽和脂肪酸」と「不飽和脂肪酸」

左ページに代表的な「飽和脂肪酸」の食品例を示しました。右ページでは，代表的な「不飽和脂肪酸」の食品例を示しました。

多くの飽和脂肪酸

乳製品や肉などの動物性脂肪や，パームオイルなどの植物性油に含まれています。飽和脂肪酸は，とりすぎると動脈硬化や高脂血症の原因となることが知られています。

パルミチン酸

- パームオイル
- カップラーメン

など

ステアリン酸

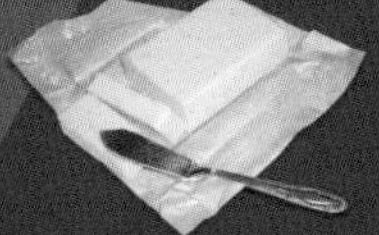

- 牛脂
- ラード
- カカオバター

など

太りたくない人は，できるだけ摂取をさけたほうがよい脂質があります。バターやラードなどの動物性脂肪や，パーム油やココナッツオイルなどの植物油脂に多く含まれるステアリン酸やパルミチン酸などです。**これらの脂肪酸は「飽和脂肪酸」とよばれ，とりすぎると，血液中のコレステロール濃度を上昇させるほか，脂質異常症のリスクを増加させます。**

しかし，少ない量で高カロリーである脂質は，私たちにとって必要不可欠な物質です。では，どのような脂肪を摂取すればいいのでしょうか。

たとえば，「オメガ3脂肪酸（不飽和脂肪酸）」とよばれる脂質です。オメガ3脂肪酸の代表例が，魚介類に多く含まれるDHA（ドコサヘキサエン酸）やEPA（エイコサペンタエン酸）です。植物油や一部の植物由来の食物に含まれるα－リノレン酸などもオメガ3脂肪酸です。オメガ3脂肪酸や，オリーブオイルに含まれるオレイン酸（オメガ9脂肪酸）などは，動脈硬化を予防したり，コレステロール値を下げたりするなどのよいはたらきがあります。

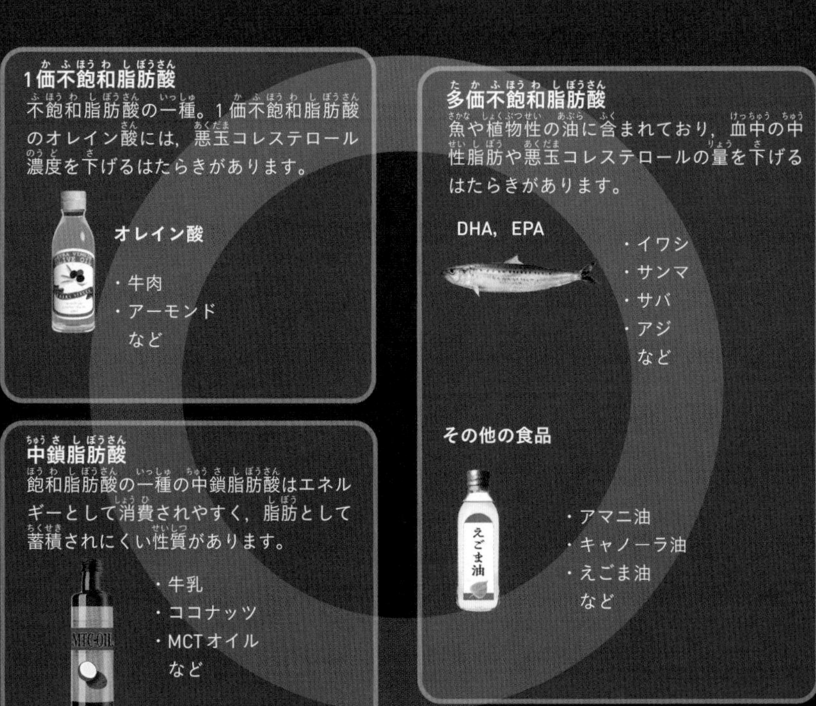

1価不飽和脂肪酸
不飽和脂肪酸の一種。1価不飽和脂肪酸のオレイン酸には，悪玉コレステロール濃度を下げるはたらきがあります。
オレイン酸
・牛肉
・アーモンド
など
中鎖脂肪酸
飽和脂肪酸の一種の中鎖脂肪酸はエネルギーとして消費されやすく，脂肪として蓄積されにくい性質があります。
・牛乳
・ココナッツ
・MCTオイル
など
多価不飽和脂肪酸
魚や植物性の油に含まれており，血中の中性脂肪や悪玉コレステロールの量を下げるはたらきがあります。
DHA，EPA
・イワシ
・サンマ
・サバ
・アジ
など
その他の食品
えごま油
・アマニ油
・キャノーラ油
・えごま油
など

糖質制限は「ゆるやか」につづけると効果的

ロカボ食とは

ロカボ食は「糖質を1食20～40グラムで3回食べ，それとは別に糖質10グラムまでの間食を食べて，1日の糖質摂取量を合計70～130グラムにする」というものです。日本人は1日に平均270～300グラムの糖質をとっているので，その半分程度におさえるという感覚です。

ロカボ（ゆるやかな糖質制限）で摂取する糖質量

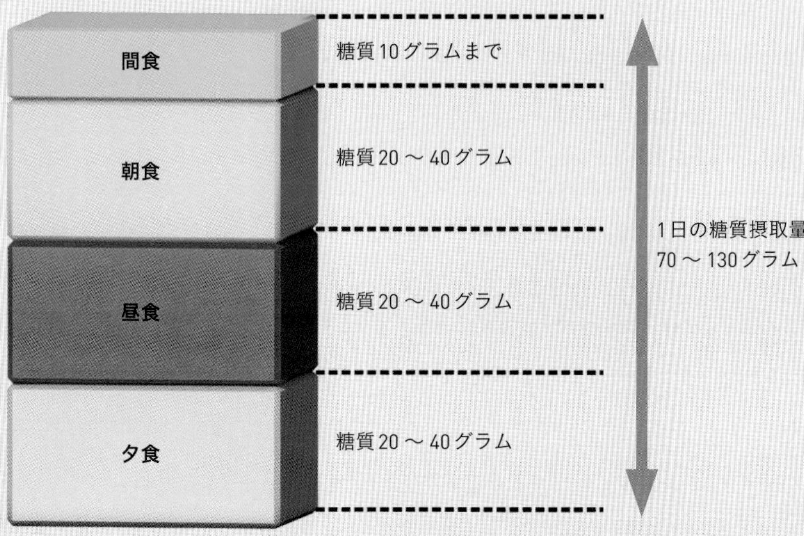

ロカボ食（ゆるやかな糖質制限食）における糖質摂取量のめやす。ロカボ食では，朝食，昼食，夕食それぞれ20～40グラムの糖質を摂取し，間食で糖質を10グラムまで摂取してよいとされます。脂質やタンパク質など，糖質以外の栄養素は摂取上限を設けていません。

ご飯やパンなどの炭水化物のうち，ヒトが消化できない食物繊維を除いたものを糖質といいます。近年，糖質をひかえた食事をしようとする人がふえているようです。

糖質を含む食品を摂取すると，血糖値が上昇します。すると，膵臓から「インスリン」という血糖値を下げるホルモンが分泌されます。インスリンには，血中の糖分を脂肪に変えて体にためこむはたらきがあります。そのため，糖質を含む食品を多くとると，血糖値が急激に上昇し，それに反応してインスリンも多く分泌されるため，体は脂肪をためこみやすくなり，太る原因となります。

そこでとり入れたいのが，下で紹介している「ゆるやかな糖質制限＝ロカボ」という考え方です。ロカボは，適正な糖質摂取量を心がけることで血糖上昇をおさえるというものです。この方法ならば無理なく糖質制限がつづけられるのではないでしょうか。

通常のメニューをロカボメニューにしたときの栄養量

ミートローフ
コールスローサラダ
リンゴ
ご飯
みそ汁

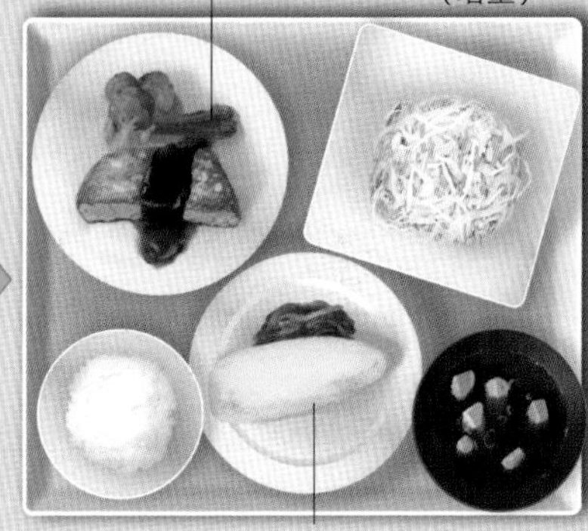
追加した野菜
コールスローサラダ（増量）
ご飯（少なめ）
チーズオムレツ

カロリー	602キロカロリー	620キロカロリー
糖質	**90グラム**	**40グラム**
脂質	16グラム	36グラム
タンパク質	25グラム	34グラム

通常の食事メニュー（左）と，ロカボのメニュー（右）の例。ロカボでは，ご飯の量を180グラムから70グラムに減らし，糖質を多く含むリンゴのかわりにチーズオムレツをおかずとして一品追加しました。また，コールスローサラダを増量し，ミートローフのつけ合わせの野菜もふやしています。その結果，カロリーはほとんど変わらず，糖質は目標の40グラムにおさえられました。

コーヒーブレイク

COFFEE BREAK

Column

極端な糖質制限は逆効果!?

極端に糖質の摂取量を制限をする食事方法（糖質制限）は逆に体を太りやすくしてしまうと考えられています。

同じカロリーの値で，糖質だけを極端に減らした食事をつづけた場合と栄養素のバランスを保った食事をつづけた場合を比較する研究があります。この研究では，糖質だけを減らした食事をつづけた場合のほうが，体重の減少が早いという結果が報告されています。**しかし，その研究でも長期間が経過したあとには，結局，体重の減少量は同じになったそうです**。糖質だけを減らすと，脂質の割合がふえて心筋梗塞や脳梗塞を引きおこす可能性もあります。

糖質を制限することは，血糖値の急上昇を防ぐ効果があるとして，糖尿病の人には有効であるとする説もあります。しかし，日本糖尿病学会は，2013年3月に「総エネルギー摂取量を制限せずに，炭水化物のみを極端に制限して，減量をはかることはすすめられない」との提言を出しています。

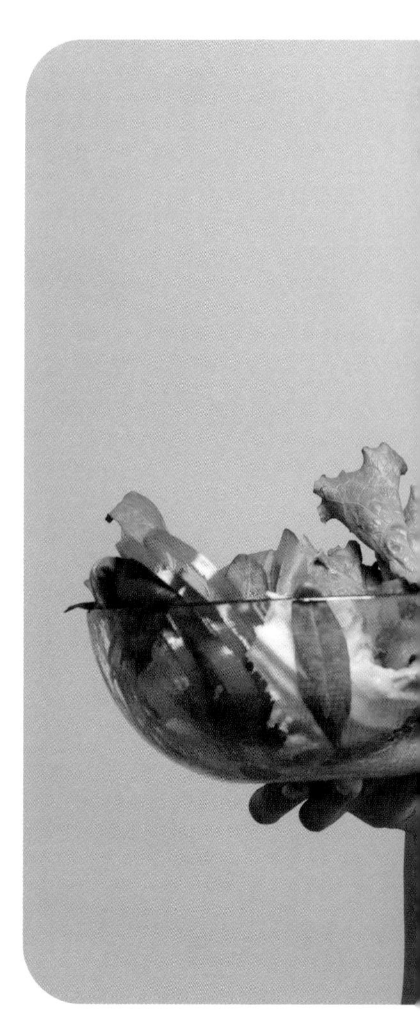

肥満の治療ガイドライン

健康的にやせるためには，各栄養素をバランスよく摂取しながらやせることが重要です。なお，肥満症のガイドラインとしてWHOでは，栄養素の配分を糖質55〜60％以上，脂質20〜30％以下，タンパク質15％以上と定めています。日本肥満学会の「肥満症診断ガイドライン2022」では，糖質50〜60％，脂質20〜30％，タンパク質13〜20％となっています。

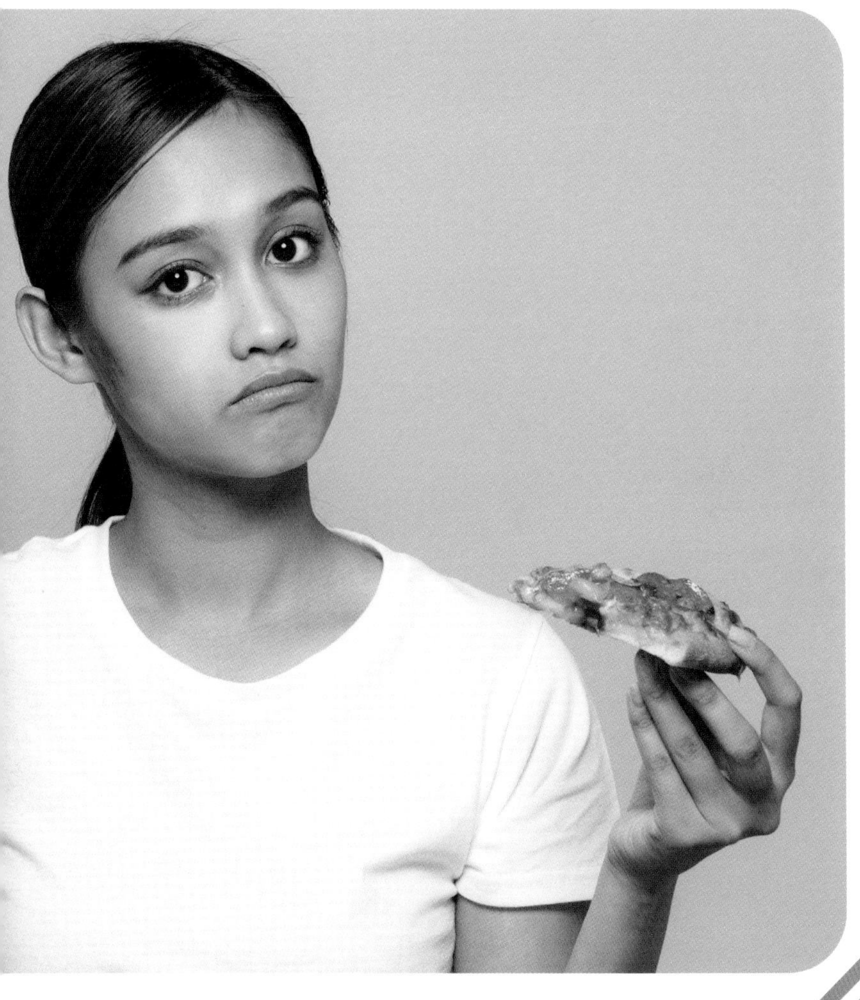

「まずは野菜から」と「よくかむ」で食べすぎ予防

野菜から食べる効果

下のグラフは，2型糖尿病の患者に対して，食事を食べる順序で血糖値の変動がことなるかを調べた研究の結果です。野菜を最後に食べた場合（炭水化物→タンパク質→野菜）とくらべ，野菜を最初に食べた場合（野菜→タンパク質→炭水化物）のほうが血糖値の変動が少なくなることがわかりました。これは，野菜に含まれる食物繊維が血糖値の上昇をゆるやかにしているからだと考えられます。

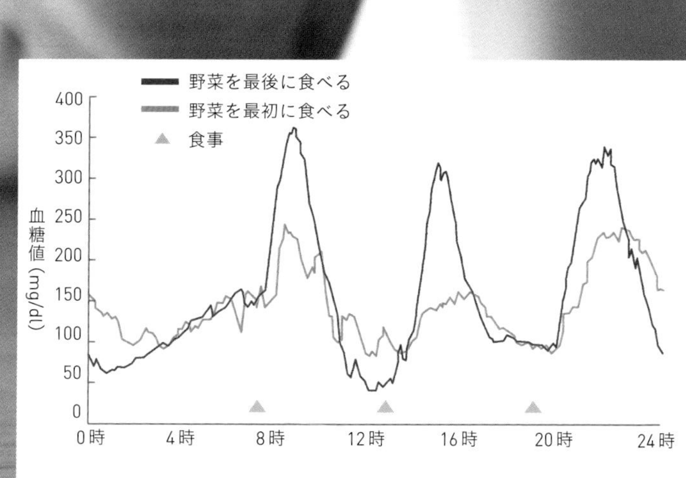

食べすぎを防ぐ簡単な方法を，二つ紹介しましょう。

一つ目は，食事の際に「まず野菜から食べる」という方法です。野菜を最初に食べると，そこに含まれる水溶性食物繊維は水にとけてゼリー状になります。すると，ゼリー状になった食物繊維によってその後に食べた食物の移動がゆるやかになり，ゆっくり吸収されるようになります。こうして，その後に食べた食事による血糖値の急激な上昇もおさえられるのです。

二つ目は，「よくかむ」という方法です。**よくかんで食べると，脳内で「ヒスタミン」という物質が分泌されます。これによって，満腹感を生みだす満腹中枢（64ページ）が刺激され，満腹感が得やすくなるといわれています。**また，よくかんでゆっくり食事をすると，通常は食後に分泌される満腹中枢を刺激するホルモンが，食事中から分泌されはじめます。そのため，いつもより少ない食事量で満腹になり，食べすぎをおさえる効果も期待できます。

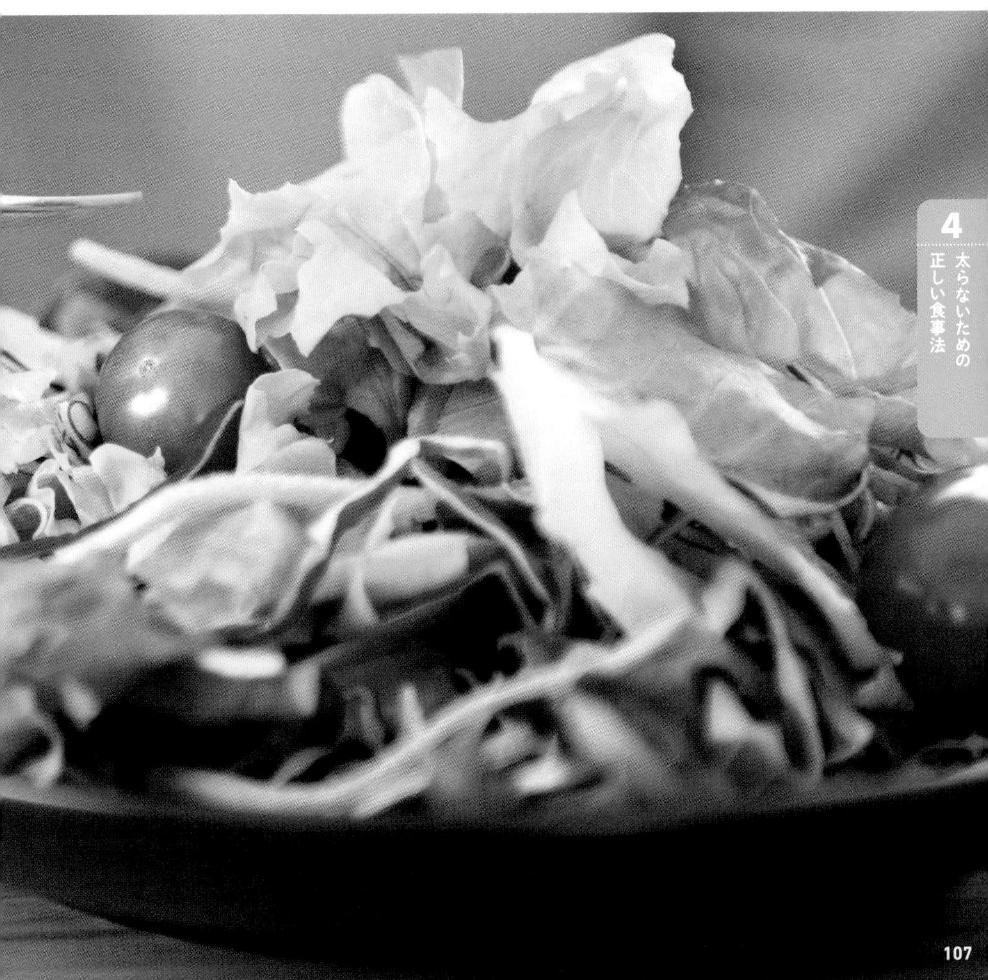

細胞内のミトコンドリアを活性化させる葉物野菜

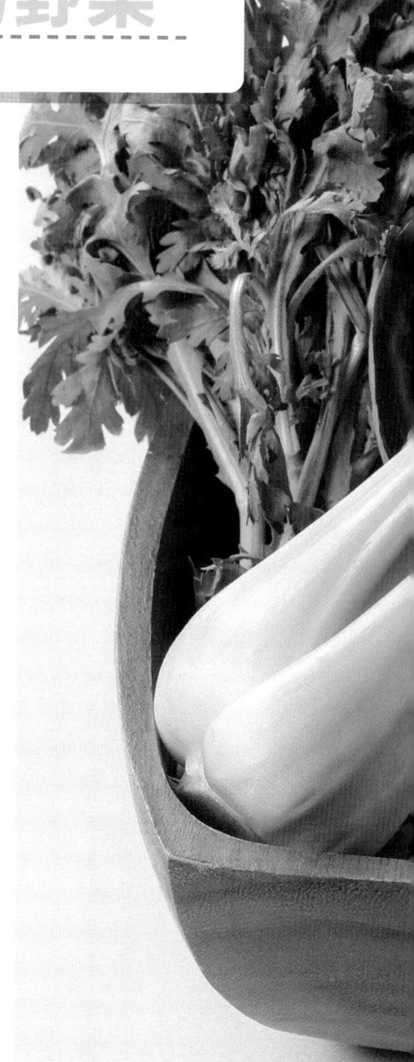

ほうれん草や水菜，レタスといった緑の葉物野菜には，「無機硝酸塩」というミネラルが含まれています。**実は最近，この無機硝酸塩が基礎代謝量に影響をあたえる筋肉量の維持に一役買っていることが，わかってきたのです。**

私たちが摂取する硝酸塩の約80％は，野菜から取っていると考えられています。葉物野菜には硝酸塩が比較的高い割合で含まれているのですが，硝酸塩には，以下に示したような実験結果が示されています。

400～700ミリグラムの硝酸塩をサプリメントとして摂取する実験※1によると，細胞中にあるミトコンドリアが活性化され，筋肉への血液流入の改善により短期的に身体能力が向上するといわれます。また，動物実験では，硝酸塩の摂取が速筋の収縮力を向上させたという研究成果※2も出ています。

こうした研究結果から，硝酸塩は加齢による筋肉量の低下や，それにともなう基礎代謝の減少をおさえることができると考えられます。葉物野菜を積極的にとることで，太りやすい体を改善できるかもしれません。

※1：Jones AM, Dietary nitrate supplementation and exercise performance. Sports Med 2014;44:35-45.

※2：Hernández A, Schiffer TA, IvarssonN,Cheng AJ, Bruton JD, Lundberg JO,et al. Dietary nitrate increases tetanic[Ca2+] i and contractile force in mouse fast-twi ch mus-cle . J Physio l2012;590:3575-3583.

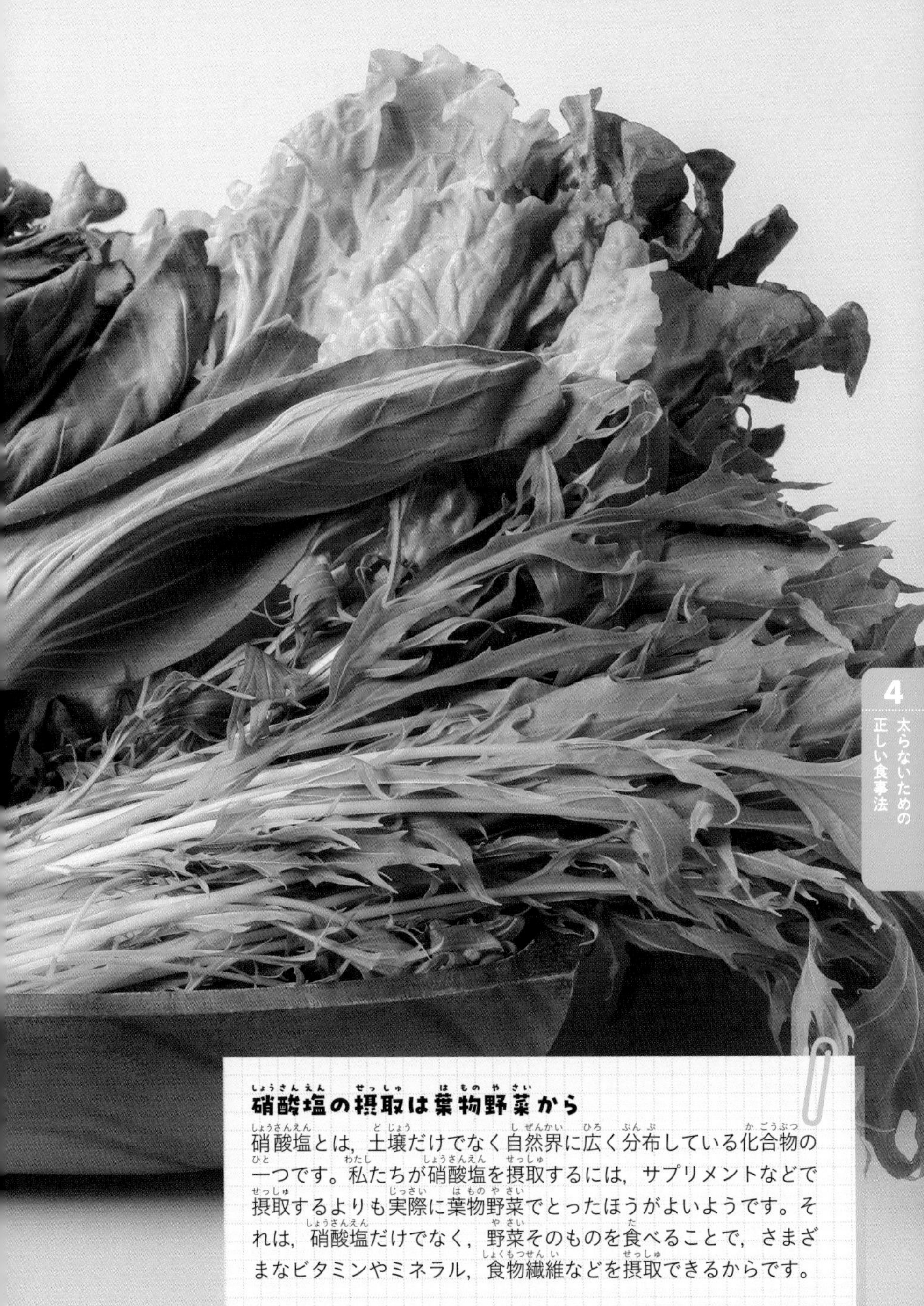

硝酸塩の摂取は葉物野菜から

硝酸塩とは，土壌だけでなく自然界に広く分布している化合物の一つです。私たちが硝酸塩を摂取するには，サプリメントなどで摂取するよりも実際に葉物野菜でとったほうがよいようです。それは，硝酸塩だけでなく，野菜そのものを食べることで，さまざまなビタミンやミネラル，食物繊維などを摂取できるからです。

コーヒーブレイク
COFFEE BREAK

うま味に鈍感だと甘味を求めてしまう!?

味覚の感度が低いと太る可能性が高くなるという研究があります。**食べ物の「うま味」を感じる味覚感度が低いと，肥満になる人が多いというのです。それだけではなく，現在，肥満状態にない人でも，将来的に食事のときに摂取するエネルギーがふえて，肥満になる可能性まであることが示されました。**この研究は，男性14人，女性33人で平均年齢が37.4歳の日本人を対象に，2回行われました。研究の協力者には，糖尿病の人や味覚に影響をあたえるという薬を飲んでいる人は含まれていません。

初回の調査結果をもとにして，協力者を低感度グループ（22人）と対照グループ（25人）に分け，年齢と性別を調整して，二つのグループを比較しました。すると，肥満者や甘いものが好きな割合は，いずれも低感度グループで高いことがわかりました。

さらに，2回目の食事調査をもとにして，摂取エネルギーの量を二つのグループ間で比較すると，次のようなことがわかりました。

第1にうま味に対する低感度グループでは，初回にくらべて2回目の摂取エネルギーがふえていました。そして，その割合は68.2％にも上りました。第2にうま味の感度がある対照グループでは摂取エネルギーがふえていたのは36%でした。

二つの結果から，初回の調査でうま味に対する感度が低い人は，肥満や甘いものが好きなことと関連しており，さらに摂取エネルギーが多くなることもわかりました。

そもそもうま味に対する感度が低い人は，その代償として甘味を生かした食品で食の満足感を得ている人が多いのではないかということです。このため，ショ糖（砂糖）を多く含む高カロリーの食品やお菓子などをたくさん摂取することで，肥満になるのではないかと結論づけています。

参考文献：Mizuta E, et al. Umami taste disorder is a novel predictor of obesity. Hypertnesion Research 2021 May;44(5);595-597.

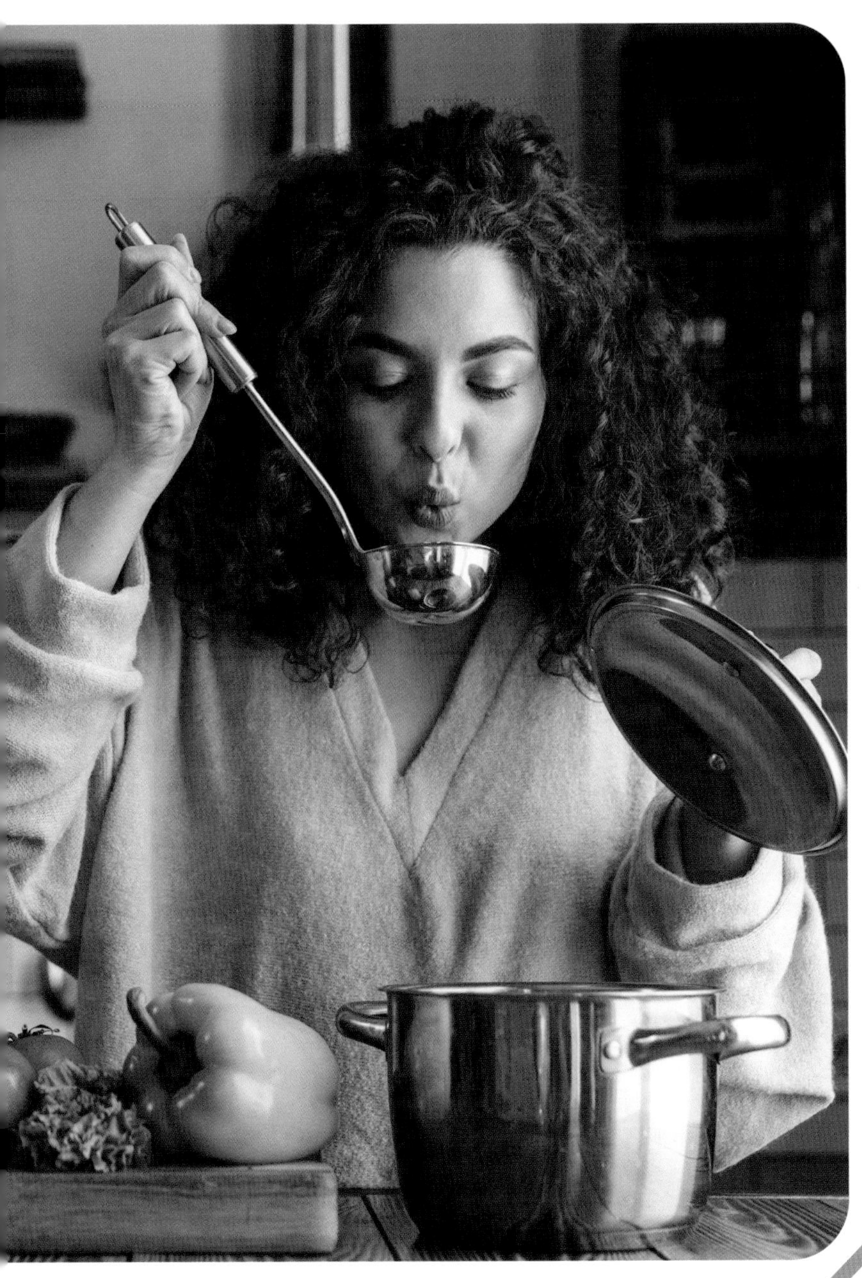

5

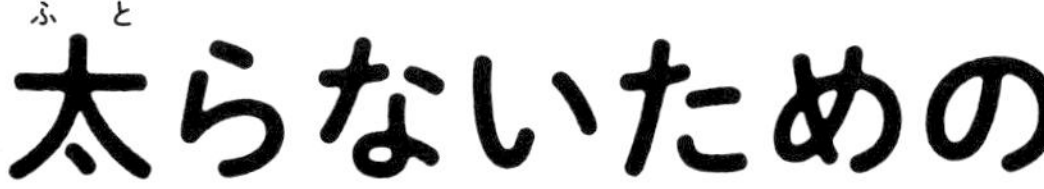

太らないための正しい運動法

健康的にやせるためには，食事だけではなく，運動も大切です。5章では，日常生活の中で無理なくカロリーが消費されるような，有酸素運動やストレッチなどを紹介していきます。

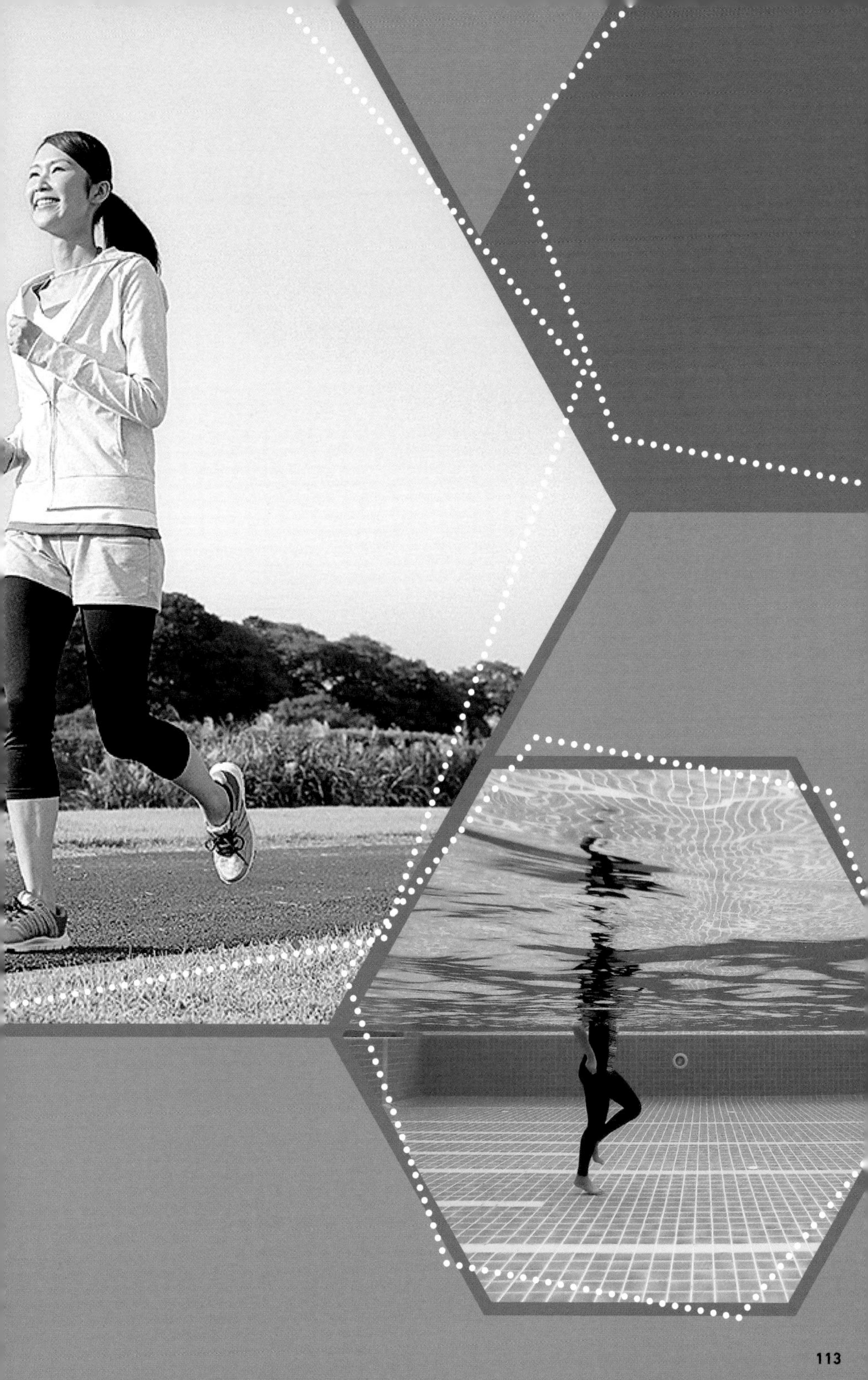

まずは，座っている時間を減らそう

座りがちな身体活動がふえるのは，心理的な問題も

仕事以外で座りがちな身体活動がふえるのは，うつ症状などの心理的な影響もあると考えられています。テレビを見る時間を減らしたり，スマホやSNS，ゲームをする時間などを減らしたりすることが，心理的な問題の状況を改善し，体重を減らすことにもつながるとする研究もあります。

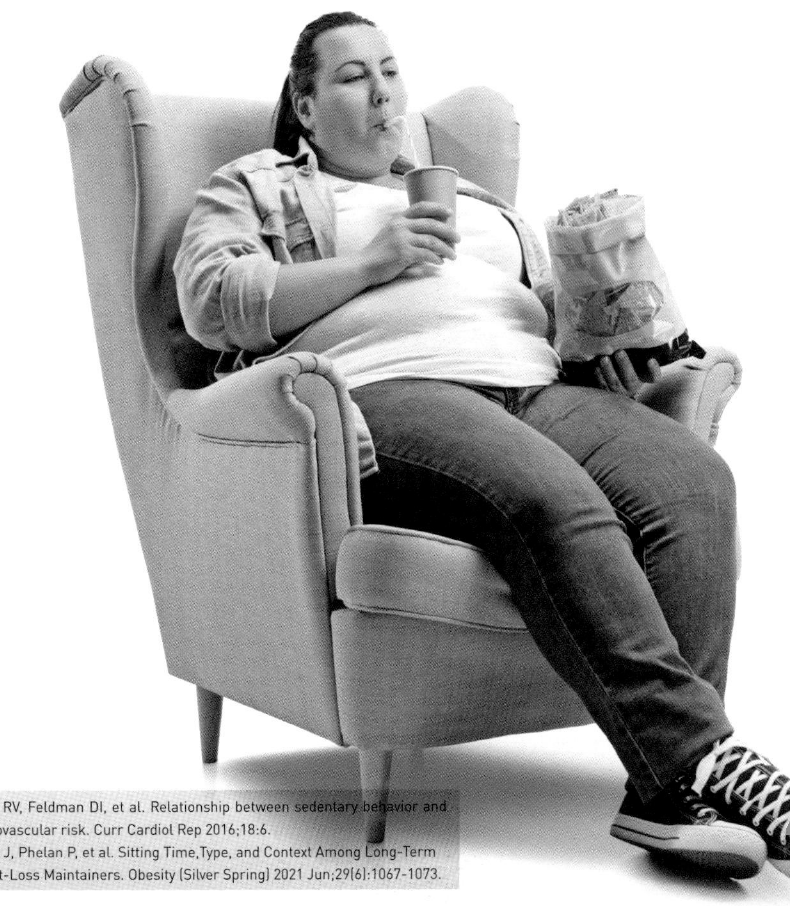

※1：Same RV, Feldman DI, et al. Relationship between sedentary behavior and cardiovascular risk. Curr Cardiol Rep 2016;18:6.

※2：Roake J, Phelan P, et al. Sitting Time,Type, and Context Among Long-Term Weight-Loss Maintainers. Obesity (Silver Spring) 2021 Jun;29(6):1067-1073.

私たちは，1日の約60％を座っている時間にあてているといいます。**座っている時間が多くなるほど，太るだけでなく，糖尿病や動脈硬化などの病気にかかりやすくなるという研究**[※1]**は，少なくありません。そして座っている時間を減らすことは，体重維持にも役立つのです。**

ある研究者が，民間の体重管理支援サービスを利用して，約9.1キログラム以上の減量に成功し，その後，1年以上体重を維持している4953人を“体重維持グループ”とし，座っている時間を調べました[※2]。

一方で，SNSを通じてBMI 30以上で過去5年間の体重変化が約2.3キログラムの人を650人募集し，“対象グループ”として座っている時間も調べました。すると，“体重維持グループ”は“対象グループ”よりも，座っている時間が1日平均で約3時間短いことがわかりました。

また立っている間の消費カロリーは，“体重維持グループ”では1週間で1835キロカロリーで，これは“対象グループ”の2倍以上にあたります。体重維持には，立っている時間をふやすことが有効なようです。

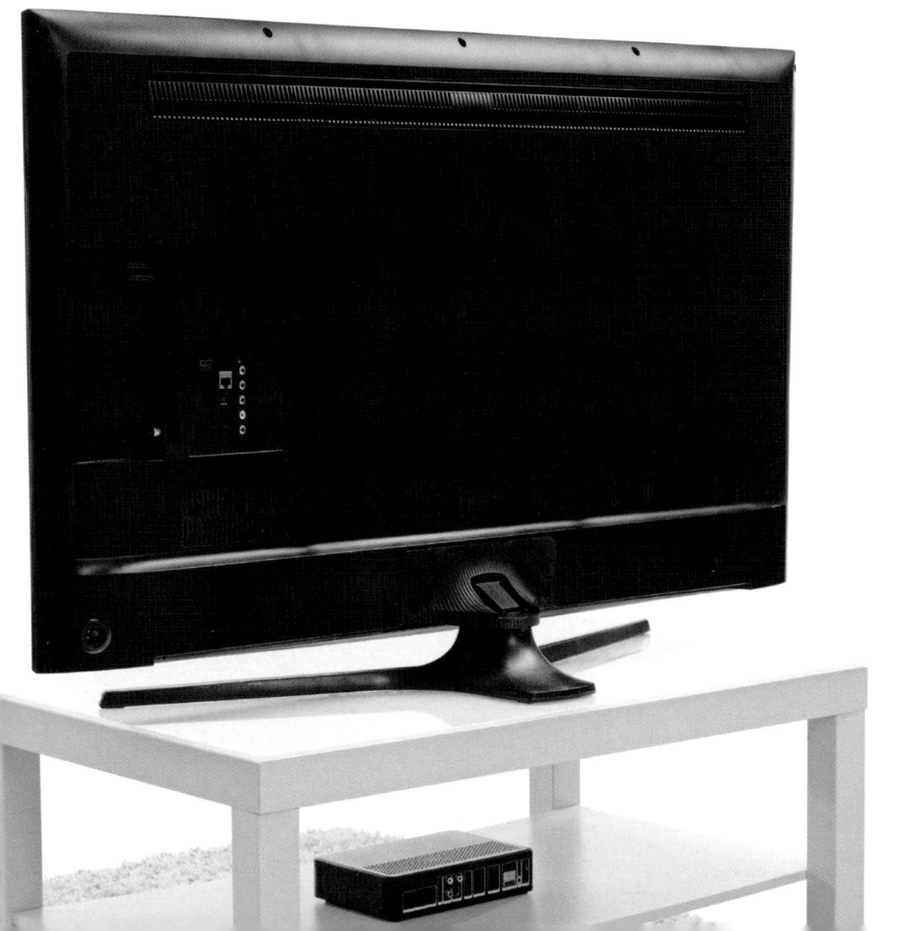

日常生活の活動で かしこく エネルギーを消費

エネルギーの消費量は身体活動に左右されます。身体活動がふえれば，筋肉もきたえられて，基礎代謝量が上がり，エネルギー消費がふえるでしょう。**この身体活動量をいかにふやしていくかが，やせるポイントとなります。**

身体活動は大きく二つに分けられます。一つは運動によるものです。もう一つは掃除や洗濯，料理などの生活活動です。

ウォーキングやジョギングなどの運動をしなければやせられないと考えている人は，少なくありません。しかし近年では，家事などの生活活動が多い人は太りにくい，という研究が注目されています。太りやすい人は，太りにくい人とくらべて，歩行などを含めた立位の活動が平均で1日約150分少なかったとする研究もあります。

つまり，座っている時間をなるべく短くして，立ち仕事や家事などについやすだけでも太りにくくなるのです。

総エネルギー消費量の構成および非肥満者と肥満者におけるそのちがい

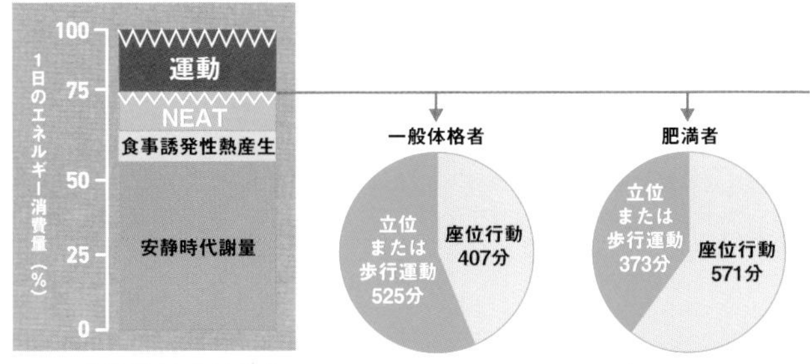

NEAT：非運動性身体活動（Non-Exercise Activity Thermogenesis）

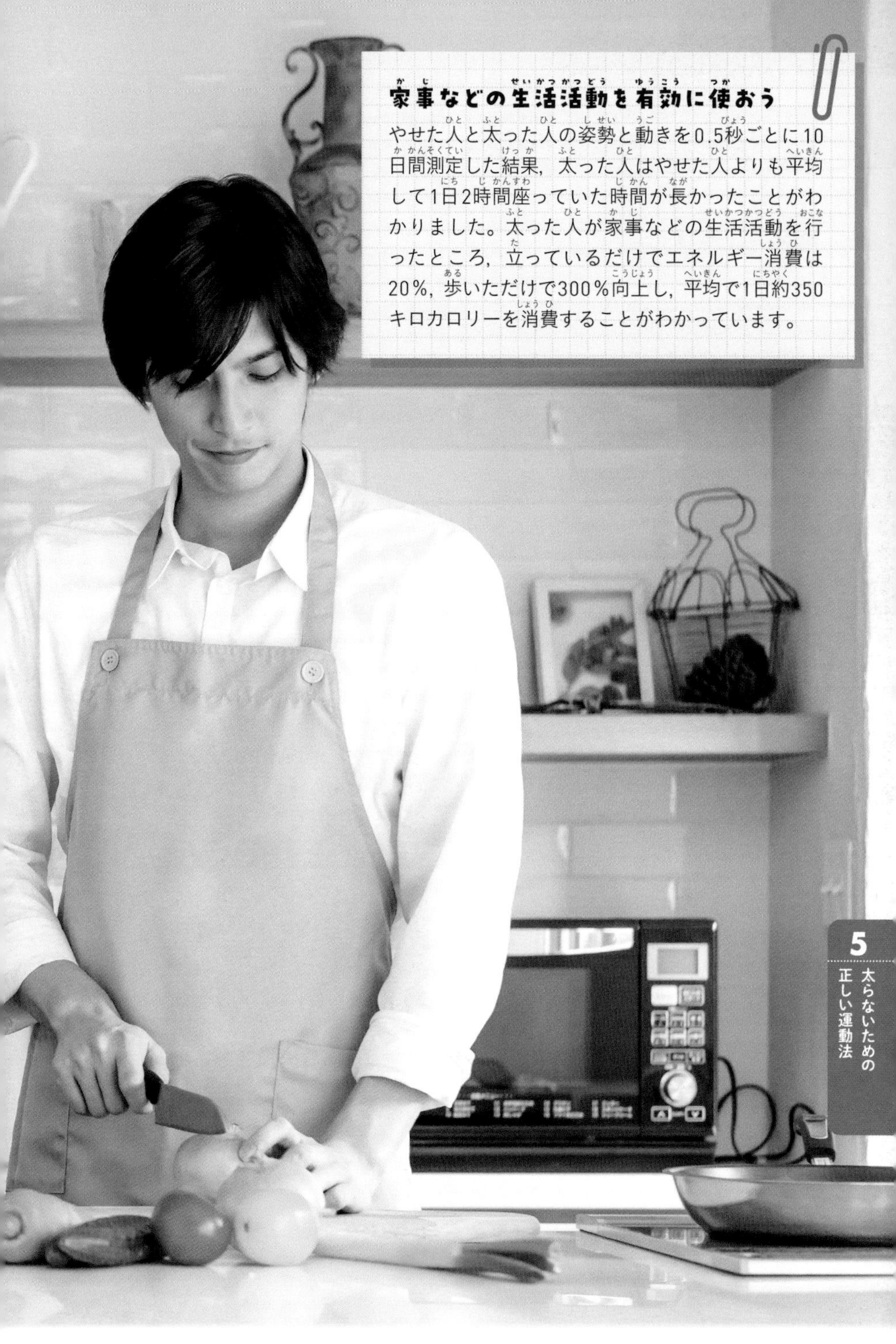

家事などの生活活動を有効に使おう

やせた人と太った人の姿勢と動きを0.5秒ごとに10日間測定した結果，太った人はやせた人よりも平均して1日2時間座っていた時間が長かったことがわかりました。太った人が家事などの生活活動を行ったところ，立っているだけでエネルギー消費は20%，歩いただけで300%向上し，平均で1日約350キロカロリーを消費することがわかっています。

自分に合った運動を見つけよう

運動種目別エネルギー消費量

運動種目	エネルギー（kcal/kg/ 分）
散歩	0.0464
ウォーキング（60m/ 分）	0.0534
ウォーキング（70m/ 分）	0.0623
ウォーキング（80m/ 分）	0.0747
ウォーキング（90m/ 分）	0.0906
ウォーキング（100m/ 分）	0.1083
ジョギング（弱め）	0.1384
ジョギング（強め）	0.1561
自転車（平坦 10km/h）	0.08
自転車（平坦 15km/h）	0.1207
水泳（クロール）	0.3738
水泳（平泳ぎ）	0.1968
階段昇降	0.1004

年齢別性別補正係数

年齢	男性	女性
18 歳	1.06	0.95
19 歳	1.04	0.93
20 ～ 29 歳	1	0.93
30 ～ 39 歳	0.96	0.87
40 ～ 49 歳	0.94	0.85

消費カロリーの算出方法

例：年齢 40 歳代，体重 65kg の男性が，ウォーキング（80m/ 分）を 60 分した場合

エネルギー
（0.0747 × 65kg × 60 分）
×
補正係数（0.94）
＝
273.9kcal

厚生労働省「日本人の栄養所要量」より

運動をはじめると，まず筋肉にたくわえられていたグリコーゲンがグルコースに分解されて消費されます。さらに運動をつづけると，肝臓に貯蔵された脂肪や皮下脂肪を燃焼させてエネルギー源とします。運動をはじめて20分もすると，脂肪のエネルギーが動員されます。**脂肪を燃焼させるには20分以上の運動が効果的ですが，短い運動をくりかすことでも，脂肪を燃焼させることができます。**

運動をすることで糖質や脂質が消費され，太りすぎの予防や改善につながります。そのうえ，悪玉コレステロールと中性脂肪が減少し，善玉コレステロールが増加して健康になります。

運動には有酸素運動と無酸素運動の2種類がありますが，脂肪燃焼には有酸素運動が効果的であるとされています。有酸素運動の代表例がウォーキング，ジョギング，サイクリング，水泳です。

運動をするうえでのエネルギーの消費量は，1週間で2000キロカロリー（1日約290キロカロリー）を目標にしましょう。

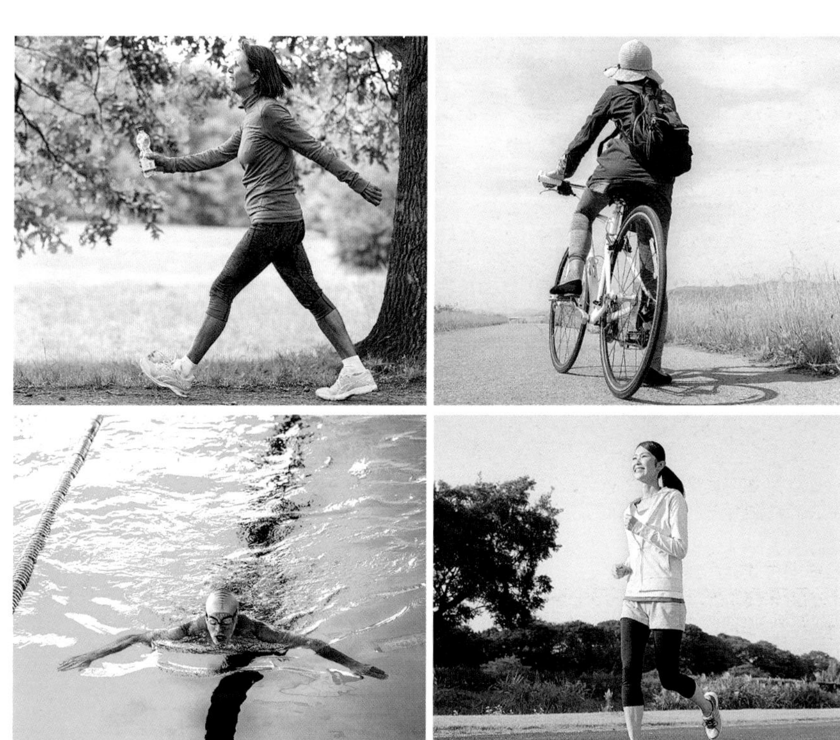

脂肪燃焼には，ウォーキング，水泳，サイクリングなどの有酸素運動が有効です。野草に興味があるならウォーキングをかねて登山をはじめる，近隣の外出に自転車を使うなど，趣味や暮らしに取りこみやすい運動を選ぶのが長つづきのコツです。

部分やせって，本当にできるの？

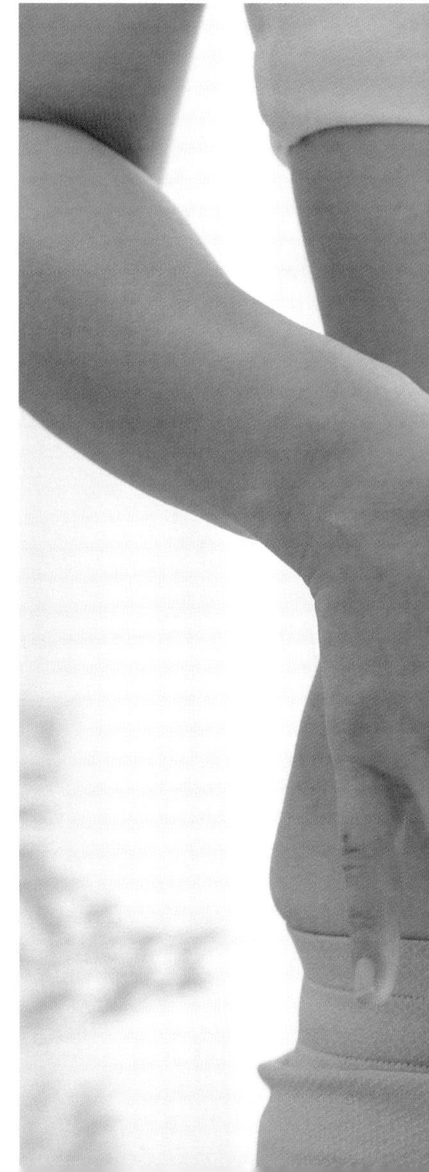

二の腕を引き締めたい，ウエストを細くしたいといった“部分やせ”を望む人も多いと思います。はたして，部分やせはできるのでしょうか。

残念な結論ではありますが，部分やせといったことは基本的にはできません。食事や運動をいくらくふうしても，体内の特定部位の脂肪だけを減らすことはできないのです。脂肪は体外に排出されるか，あるいは消費されないかぎり，体内にとどまりつづけるのです。

二の腕，あるいは足，おなかなどを物理的に圧迫して脂肪を押しだすという方法が効果的かのようにいわれることもありますが，脂肪細胞はこわれるわけでもとけるわけでもありません。たとえ，脂肪がとれたとしても，体内のほかの部分にその脂肪が移動するだけなので，部分やせは期待できません。

やはりやせるためには，体脂肪全体を減らすための地道な努力が，必要なようです。

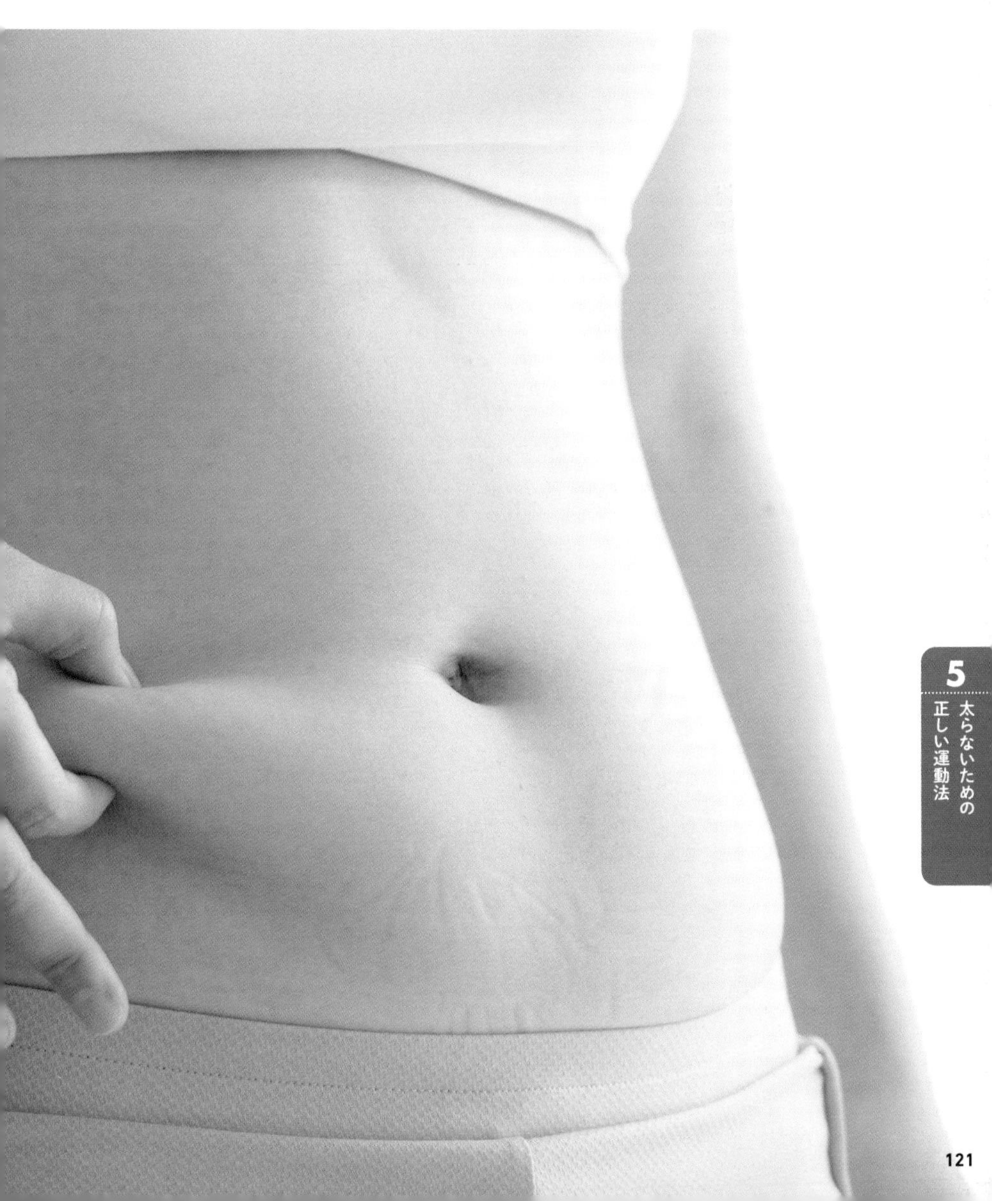

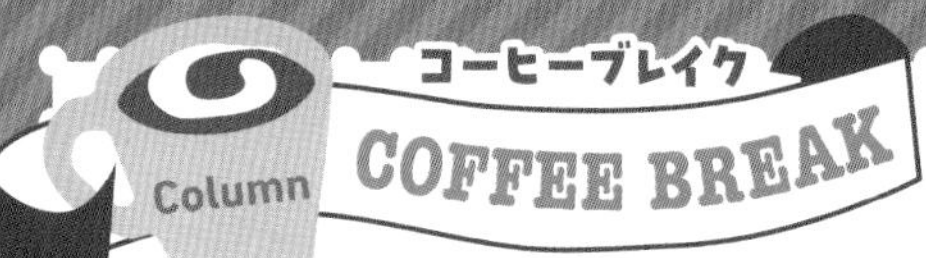

肥満を改善する市販薬は効果がある?

市販の肥満薬には，臨床試験などで体重減少効果があると記載されていますが，治療薬としては認められていません。**また，購入者が期待するほどの大きな体重減少効果は期待できません。**

たとえば「防風通聖散」は代表的な市販の肥満改善薬ですが，利尿効果や，便秘解消効果などもあり，脂肪が減る以外の効果で体重が減るようにみえることもあります。そのため，仮に体重が減ったとしても体脂肪が減ったためとはいえないと考えられます。また，含有成分の甘草や麻黄などには血圧上昇作用が，エフェドリンには交感神経興奮作用などがあるので，服薬には十分な注意が必要です。

服薬だけでは体重減少が得られないことが多いので，やせるためには食事や運動などの生活習慣改善が必要となります。

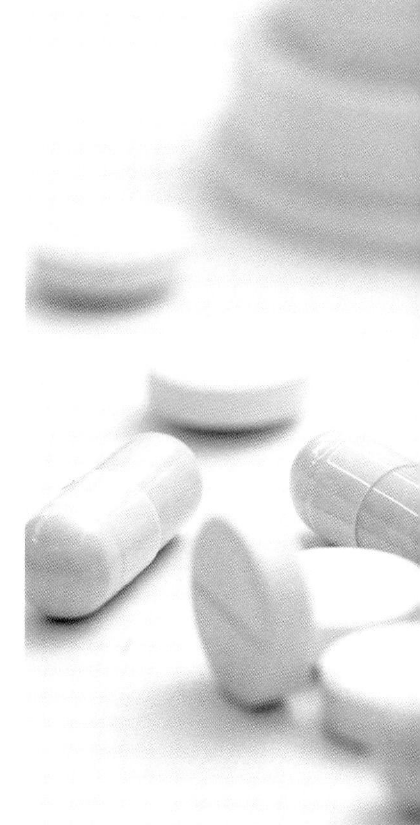

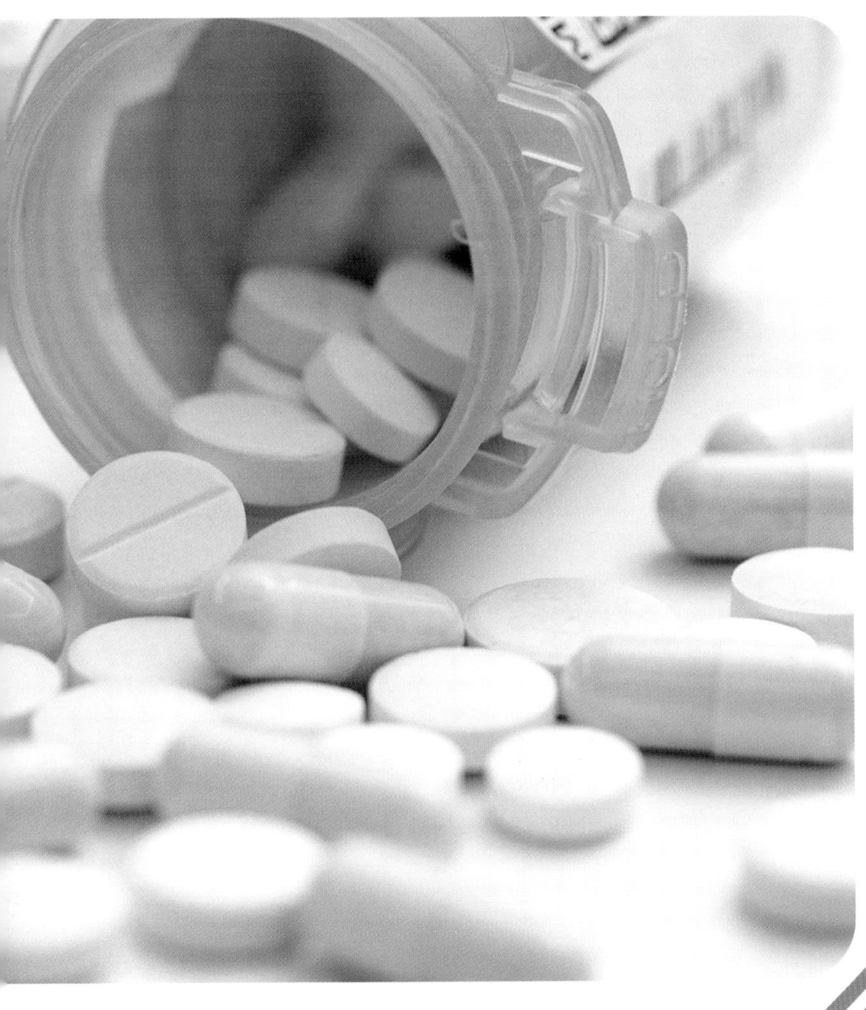

血液中の糖質の約80%を筋肉が取りこんでいる

筋肉の構造

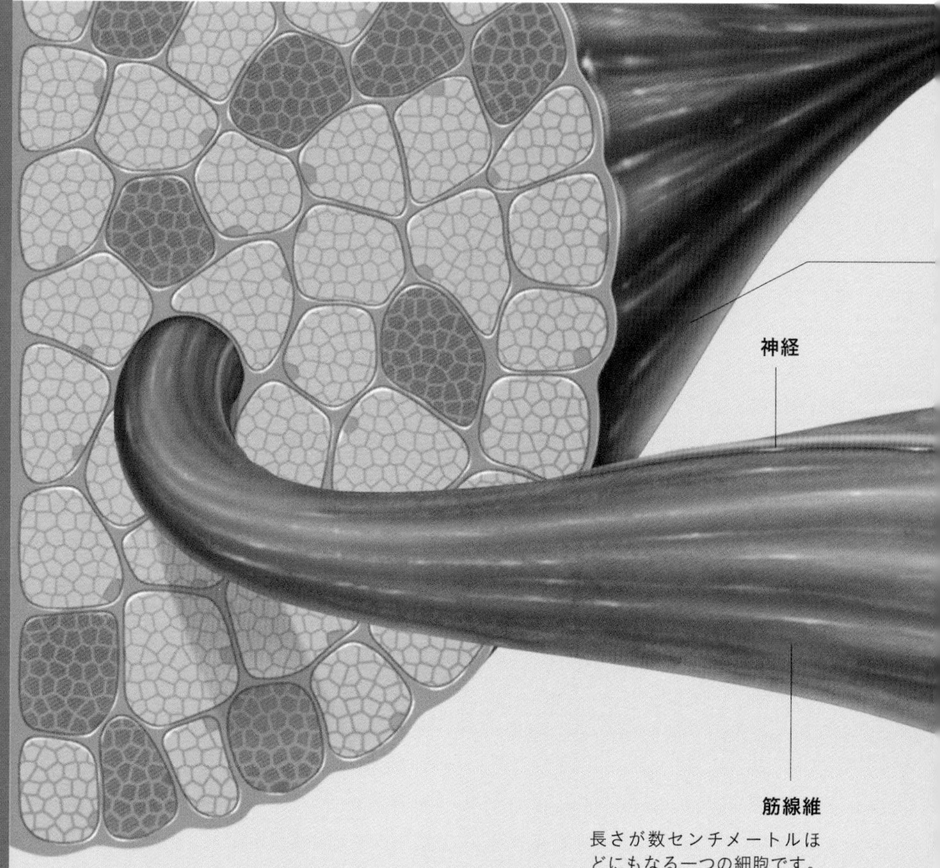
神経
筋線維
長さが数センチメートルほどにもなる一つの細胞です。

筋肉は多くのエネルギーを必要とするため，血液中の糖質の80％以上を取りこんでいます。**実は，筋肉は血糖値の調整に大きな役割を果たしています。**血糖値の調整をしているのは，膵臓から分泌されるインスリンです。インスリンが分泌されると，全身の筋肉に作用し，血液中にある糖質の筋肉への取りこみをうながします。取りこまれた糖質は筋肉にためられていきます。

肥満や運動不足の場合，糖質の“運び屋”であるグルコース輸送体の数が減っていきます。すると，糖質の筋肉への取りこみもとどこおります。この状態が長くつづくと，2型糖尿病になってしまう可能性が高まります。

ところが，筋トレなどでエネルギー源が減ると，エネルギー代謝をうながす酵素などのはたらきでグルコース輸送体が活性化され，血液中の糖質の取りこみがふえていきます。**これが，運動によって血糖値が下がるしくみです。**

筋肉に貯蔵されている糖質の量

体の中に糖質としてためられている量は，約400グラム（約1600カロリー）といわれています。400メートルを全力で走っただけでなくなってしまう量で，1日分のエネルギー量にもみたないとされています。

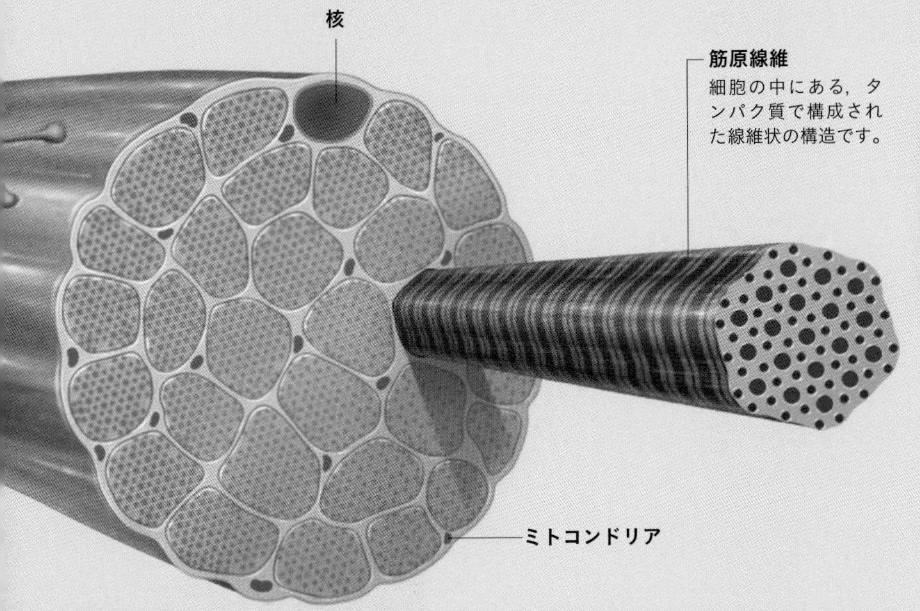

筋肉量の多い男性は，女性よりもやせやすい？

男性と女性とでは，生理機能や体質，かかりやすい病気などがことなることはよく知られています。そのため，減量の際に気をつけるポイントも，男女でことなる場合があります。

男性は，男性ホルモン「テストステロン」が分泌されています。テストステロンは，男性生殖器を発達させる機能に加え，筋肉や骨量を増加させたり，体毛を成長させたりする機能があり，男性は女性にくらべて筋トレによる成果がでやすい傾向があります。**一方で，男性ホルモンの影響で，男性は女性にくらべて内臓脂肪をためこみやすい性質があります**。とくに中年になると基礎代謝が落ち，余ったエネルギーを内臓脂肪としてためこみやすくなるので要注意です。

目標体重まで減量したい場合には，食事によるエネルギー摂取量と，運動によるエネルギー消費量を計算し，出し入れしたエネルギーを把握することが大切です。

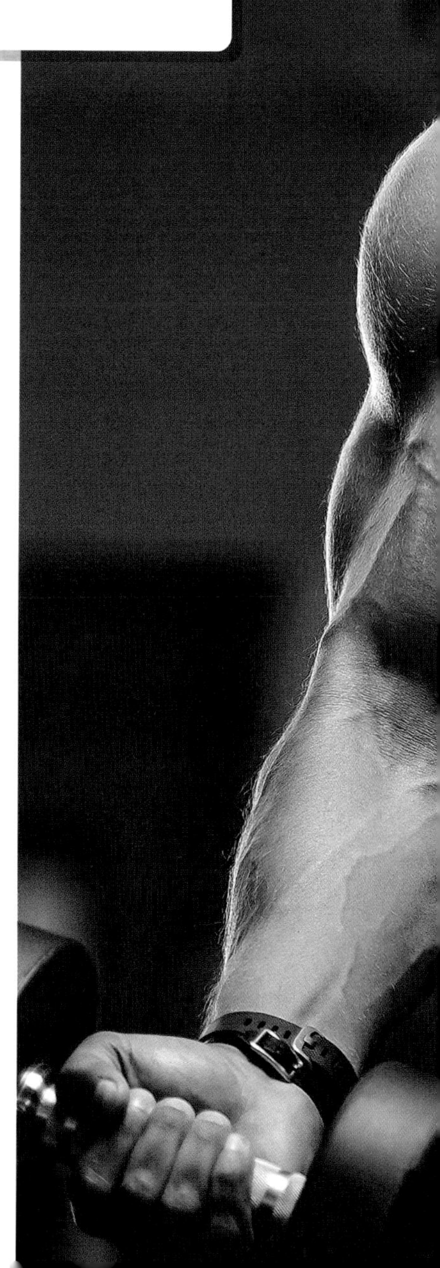

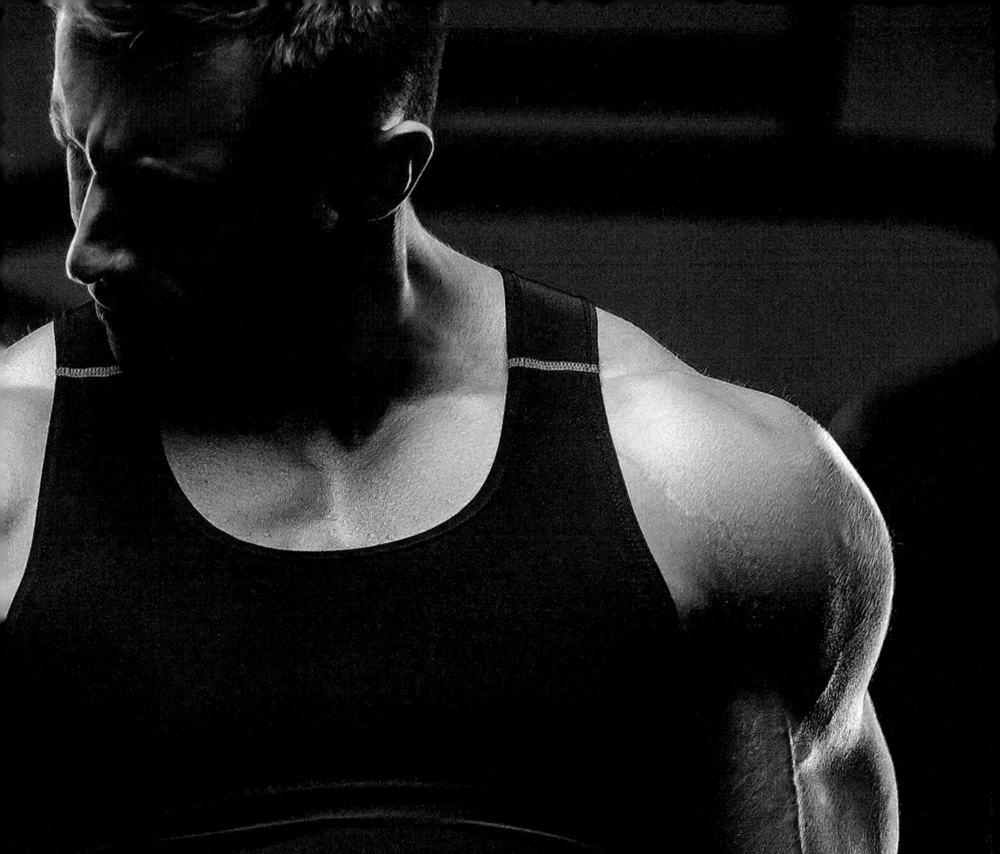

テストステロンは筋肉の増強をうながす

テストステロンは男性ホルモンの一種で，筋細胞のタンパク質合成を促進し，筋肉を増強させるはたらきがあります。男性のほうが筋トレの成果がでやすいのはこのためです。

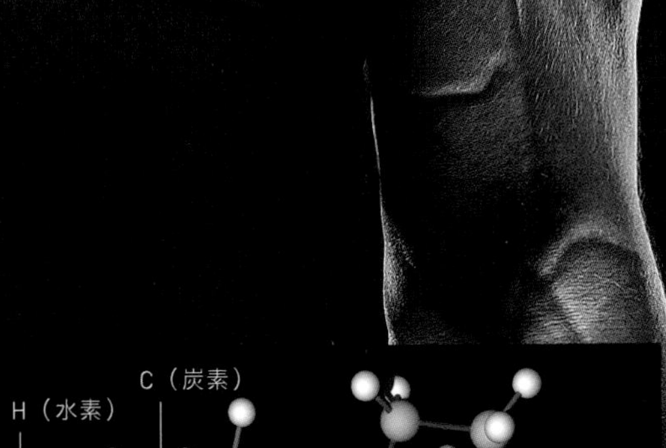

H（水素）
C（炭素）
O（酸素）

テストステロンの化学構造

女性は月経後1週間がダイエットの“ねらい目”

女性に固有の「月経(生理)」は，女性のダイエットに影響をあたえます。月経は思春期から閉経をむかえるまでの30～40年間つづき，その間，卵巣や子宮内膜，ホルモンの分泌などには，月経周期に応じた変化が生じます。とくに月経開始の3～10日前は，黄体ホルモン(プロゲステロン)の影響で，体が水分をためこんでむくみやすくなり体重がふえるほか，イライラ，抑うつ(月経前症候群)などの症状に悩まされる人が多くなります。ストレスのため，過食に走る女性も少なくありません。

しかし，月経が終わってからは一転，女性の体は好調な時期をむかえます。**この時期に分泌のピークをむかえる卵胞ホルモン(エストロゲン)には，脂肪燃焼をしやすくする効果があります。そのため，月経終了後の1週間は，心体両面でダイエットに最適なタイミングといえます。**

女性ホルモンの変化

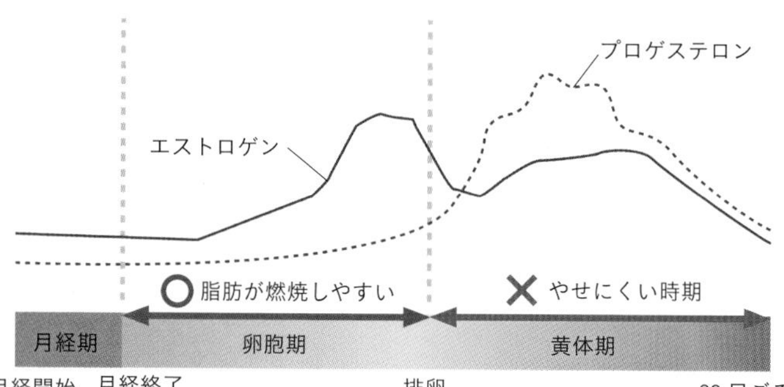

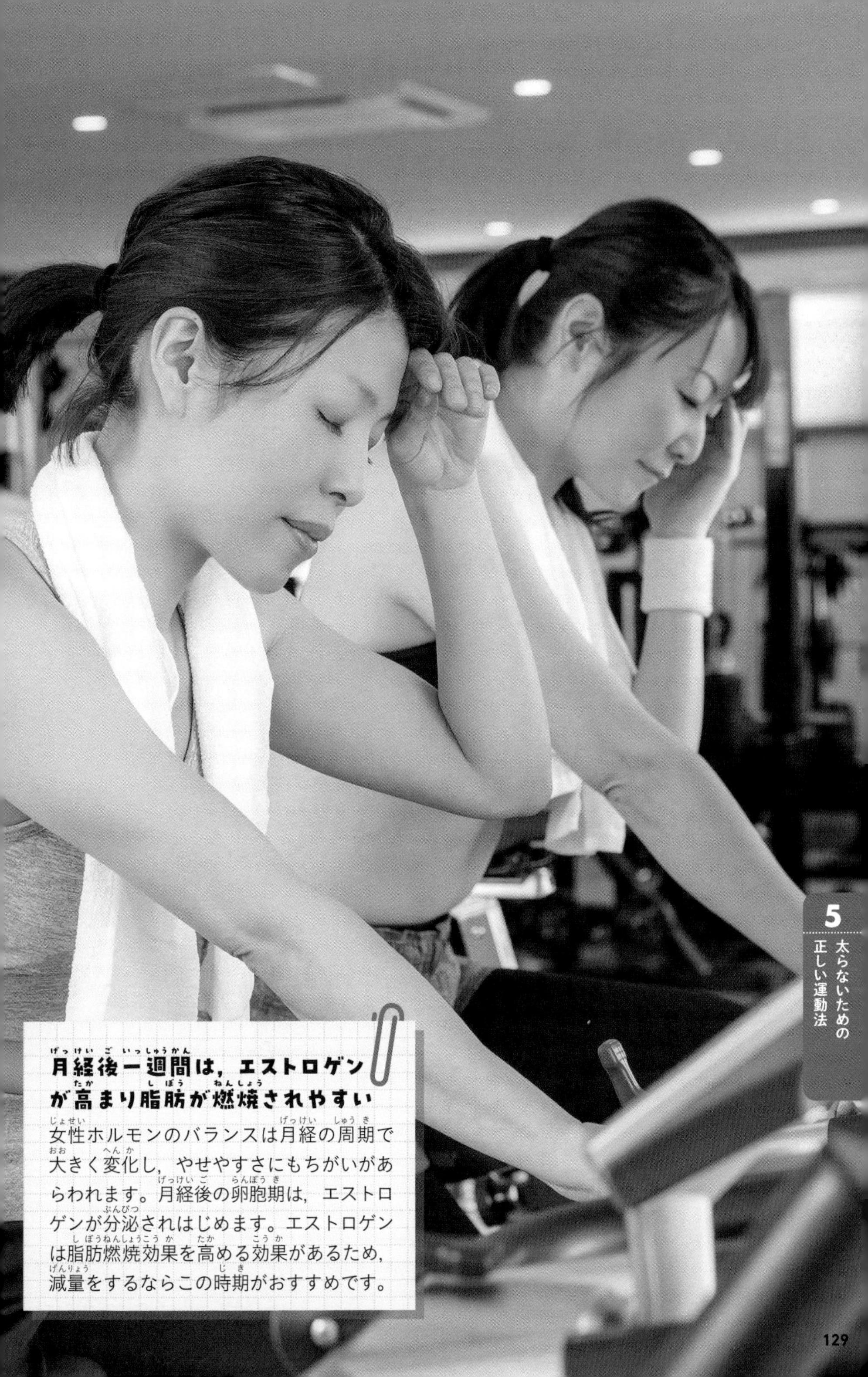

月経後一週間は，エストロゲンが高まり脂肪が燃焼されやすい

女性ホルモンのバランスは月経の周期で大きく変化し，やせやすさにもちがいがあらわれます。月経後の卵胞期は，エストロゲンが分泌されはじめます。エストロゲンは脂肪燃焼効果を高める効果があるため，減量をするならこの時期がおすすめです。

脂肪を燃やす「有酸素運動」

ウォーキングや軽いランニングのような，それほど強くない動作を長時間つづけて行う運動を「有酸素運動」といいます。119ページでも解説したように，有酸素運動の特徴は，酸素を使って体内の糖や脂肪を燃やす点にあります。

1日に30分の運動を1回行っても，10分の運動を3回行っても，脂肪燃焼の効果に差はないので，短い時間の有酸素運動をくりかえすことでも脂肪は燃焼されるのです。

無理のない身体活動をふやすことが，より効率的な脂肪の燃焼につながることがわかっています。短い時間の運動になれてきたら，心肺機能の向上や生活習慣病予防のために，1回30分程度の少し息がはずむくらいの有酸素運動に挑戦してもよいでしょう。ただし，実際に運動をするためには体のコンディションを見きわめることも必要です。

ウォーキングや自転車こぎ，水中歩行などの軽い有酸素運動を短い時間からはじめて，4～6週間つづけたのちに，強度を高めるのではなく，1回の運動の時間を長くするのです。

日常的に運動をしている人や慣れてきた人は，エアロビクスやジョギング，ハイキングなどのややきついと感じる有酸素運動を30～60分，週2～5回行うのがよいでしょう。

※：「メッツ」とは身体活動の強さと量を表す単位です。身体活動の強さを，安静時の何倍に相当するかであらわす単位で，座って安静にしている状態が1メッツ，普通歩行が3メッツに相当します。

さまざまな有酸素運動

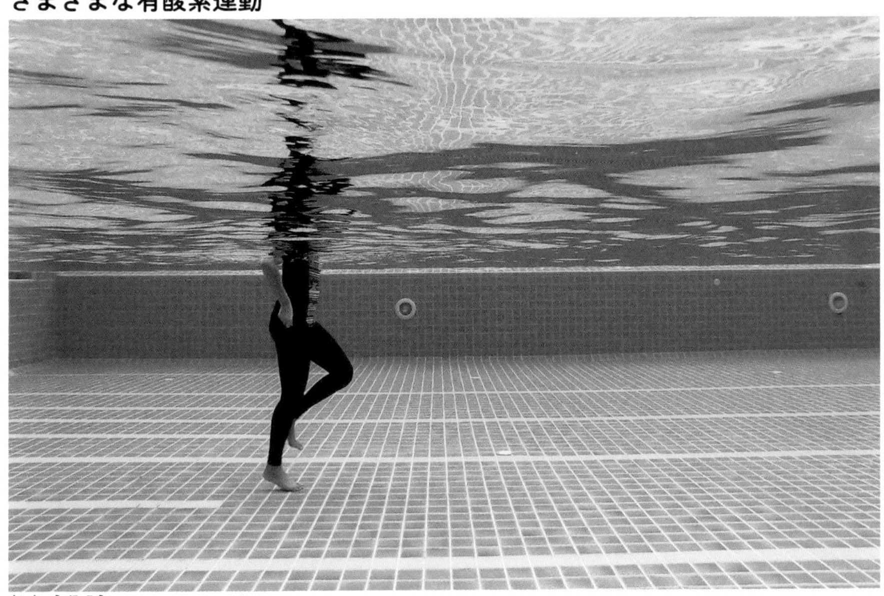

水中歩行（ほどほどの速さ）：4.5 メッツ※

水の抵抗を受けることで通常の歩行よりも負荷を高めることができるうえ，浮力によってひざや関節への負担を減らすことができます。

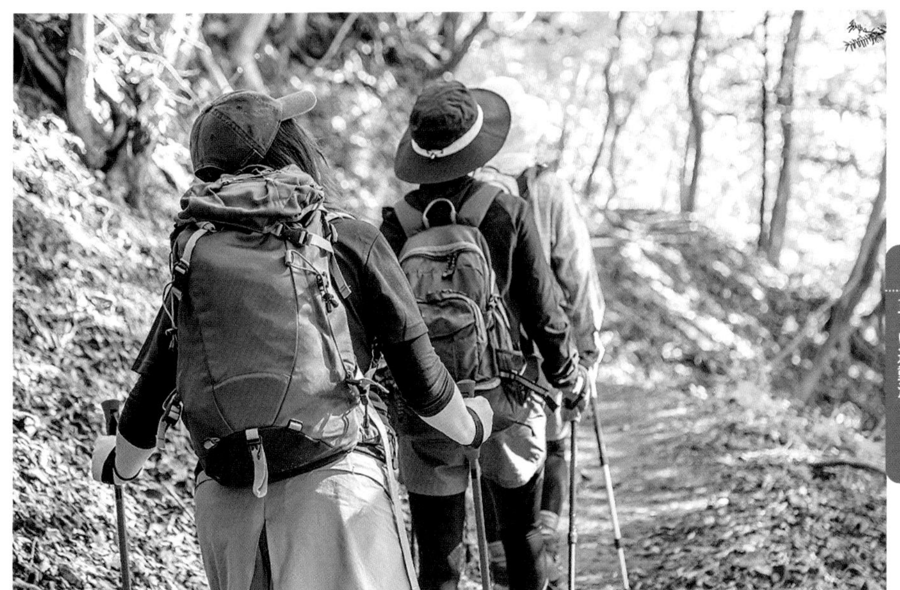

ハイキング：6.0 メッツ

街中のウォーキングとはことなり，自然を楽しみながら歩くことで，長時間でも無理なく歩くことができ，精神的なリラックス効果も期待できます。起伏のある地形を歩くことで，運動強度が自然と高くなるのも特徴です。

有酸素運動の前の筋トレでやせ効果アップ

イスを使ったスクワット

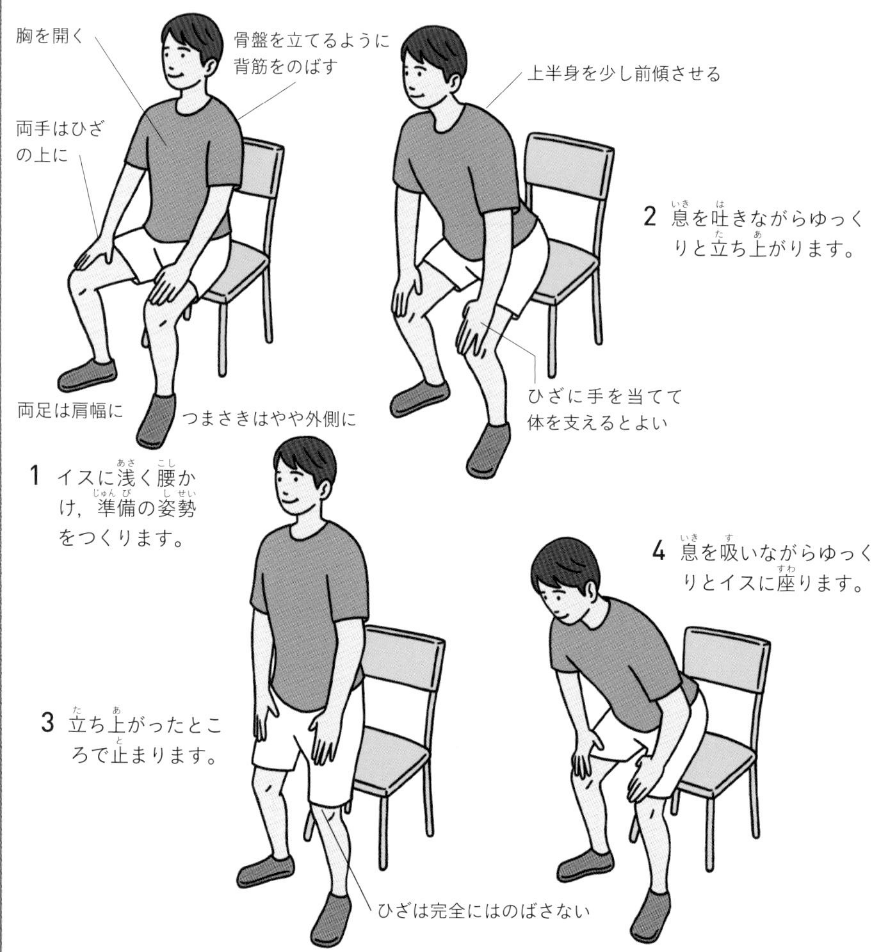
胸を開く
骨盤を立てるように
背筋をのばす
両手はひざ
の上に
両足は肩幅に
つまさきはやや外側に
上半身を少し前傾させる
ひざに手を当てて
体を支えるとよい
ひざは完全にはのばさない

1 イスに浅く腰かけ，準備の姿勢をつくります。

2 息を吐きながらゆっくりと立ち上がります。

3 立ち上がったところで止まります。

4 息を吸いながらゆっくりとイスに座ります。

筋トレは脂肪燃焼効果の少ない運動ですが，減量するうえでの大きなメリットがあります。**有酸素運動の前に行うことで，その後の脂肪燃焼効果を高めることができるのです。**

筋トレをすると，筋肉や骨を強くするための「成長ホルモン」が分泌されます。すると脂肪細胞の脂肪が分解されて，血中に脂肪酸が放出されます。この状態で有酸素運動を行うと，脂肪酸がエネルギーとして使われます。**これにより，有酸素運動単独で行うよりも脂肪が燃焼されやすくなるのです。**

筋トレでおすすめなのが，ゆっくりと筋肉を動かす「スロートレーニング」です。たとえば，イスから3秒かけてゆっくり立ち上がり，3秒かけてゆっくり座るといった動作をくりかえすと，比較的少ない負荷で，筋肥大や筋力増強の効果が得られます。その後，軽くストレッチなどをしてから，30分程度のウォーキングなどの有酸素運動を行うとさらに効果的です。

イスを使わないスクワット

1 足は肩幅に広げ，つま先をやや外側に向けて立ちます。

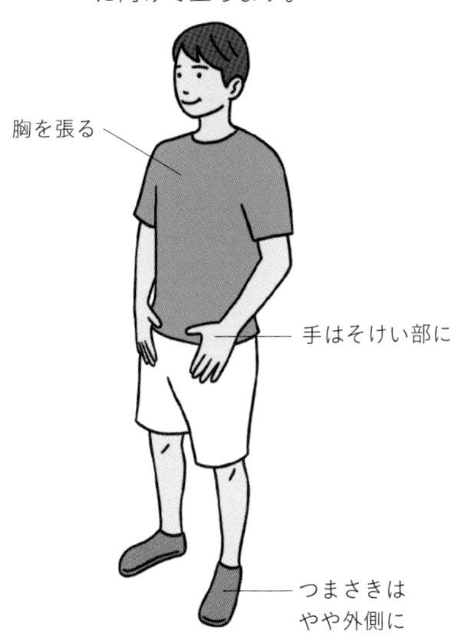

2 前傾姿勢で息を吸いながら，ゆっくり腰を下げます。

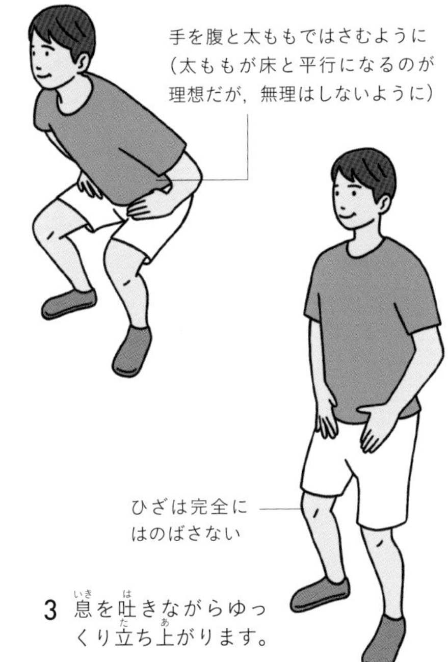
手を腹と太ももではさむように
（太ももが床と平行になるのが
理想だが，無理はしないように）
ひざは完全に
はのばさない

3 息を吐きながらゆっくり立ち上がります。

1セット10回程度として，1回のトレーニングで2～3セット行うと効果が期待できます。トレーニングの回数は週2～3回におさえましょう。

二つのストレッチで筋肉の質を上げる

柔軟運動には大きく分けて「動的ストレッチ」と「静的ストレッチ」があります。**動的ストレッチとは，全身の動きに合わせて関節をくりかえし動かすことで，目的の筋肉を伸縮させるストレッチ法のことです。**

心拍数，血流，体温を上げながら四肢の可動域を広げることができるため，けがや急激な血圧上昇などの予防になります。交感神経（身体を興奮状態にみちびく自律神経）を優位にするため，気力を高める効果も期待できるといいます。

一方の静的ストレッチとは，目的の筋肉をゆっくりのばすもので，筋肉痛を予防する効果が期待できるため，運動後に適しています。副交感神経（体をリラックス状態にみちびく自律神経）が優位になり，体温や心拍数を落ち着かせて，心身ともにリラックスさせる効果もあります。

静的ストレッチを行う際には，「勢いや反動をつけずに行う」「痛みを感じる寸前で動きを止め，30秒ほどその姿勢を維持する」「その後はゆっくり息を吐きながら姿勢をもどす」といった点に気をつけましょう。

2種類のストレッチの使い分けを知ろう

動的ストレッチ		静的ストレッチ
関節の運動をくりかえして，筋肉を伸縮させます。	概要	目的の筋肉をゆっくりのばします。
運動の前がよいとされています。	行うタイミング	運動のあとがよいとされてます。
けがや急激な血圧上昇の予防，パフォーマンス向上に効果があります。	効果	筋肉痛の予防やリラックスに効果があります。

動的ストレッチと静的ストレッチの主なちがいです。目的に応じて使い分けるとよいでしょう。ただし，それぞれのストレッチが効果をもたらすしくみには，まだ不明な点もあります。

動的ストレッチ

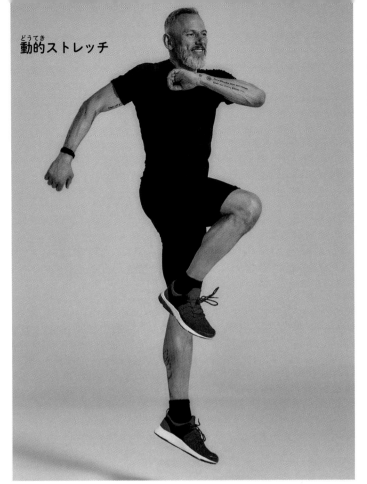

ブラジル体操
サッカー選手が試合前によく行う，動的ストレッチです。ジョギングしながらリズミカルに足をまわしたり開いたりします。

静的ストレッチ

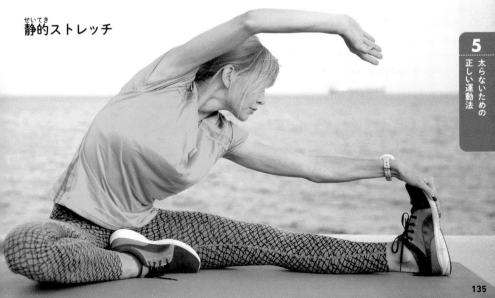

コーヒーブレイク

Column COFFEE BREAK

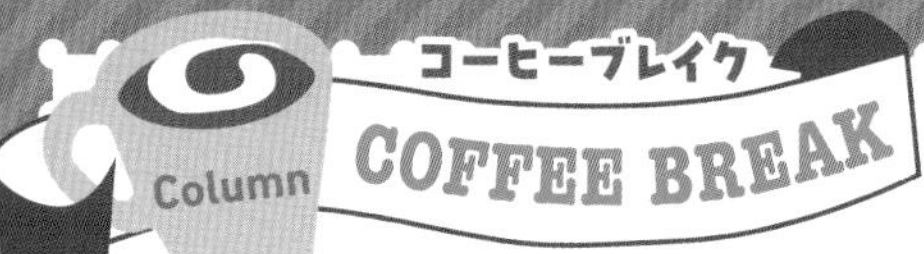

消費カロリーが少ないと死亡リスクが上がる

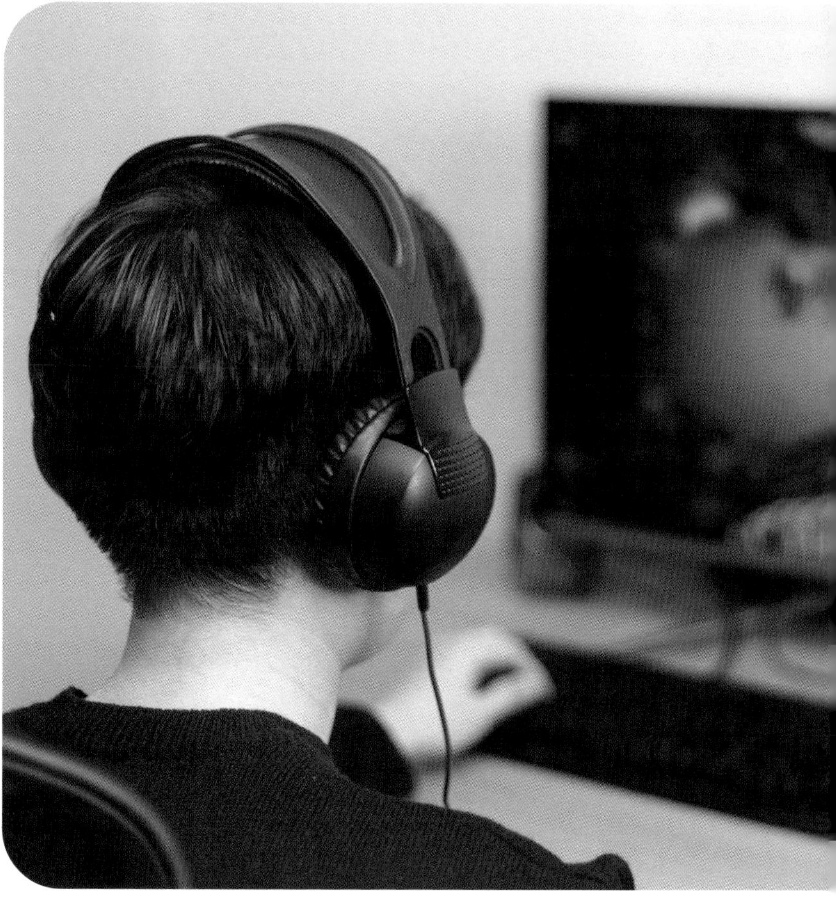

海外におけるさまざまな研究では，1週間に2000キロカロリー以上のエネルギーを消費する活動（歩く，階段，スポーツなど）をする人は，それ以下の人とくらべて死亡率などが低いという結果が出ています（下のグラフ）。たとえば，1週間に2000キロカロリー以下の人の総死亡率は，2000キロカロリー以上の人の1.31倍という結果があります。このほか，高血圧症や糖尿病などでも同様に，1週間に2000キロカロリー以上の活動を行った場合に，リスクが下がるという結果が出ています。

運動は，食事でとりすぎたエネルギーを消費し，肥満を防ぐ意味でも重要です。ちなみに2000キロカロリーを消費するための運動量のめやすは，1日1万歩になります。

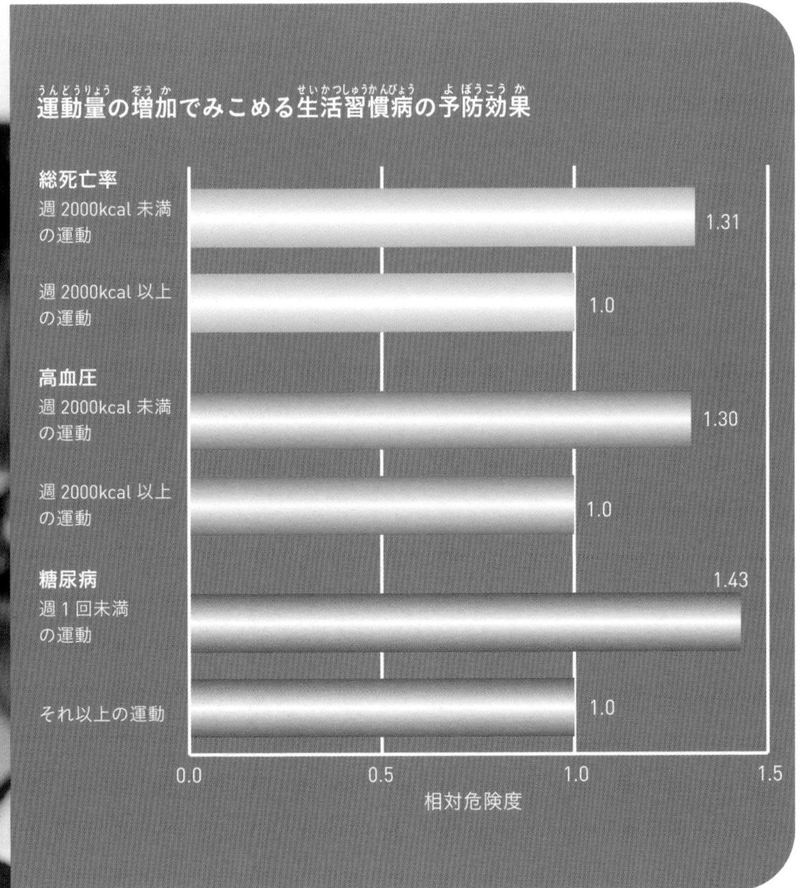

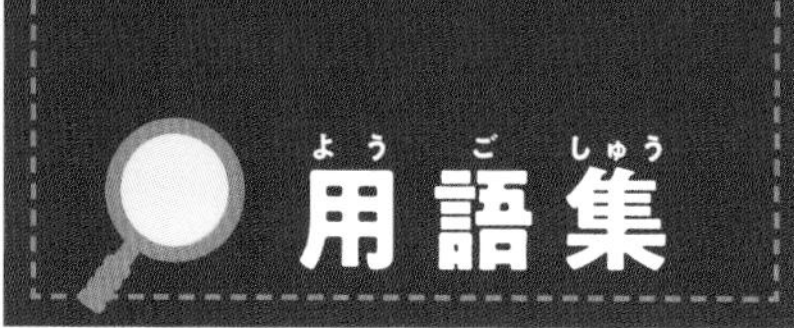

ATP

adenosine triphosphate＝アデノシン三リン酸。細胞内の小器官「ミトコンドリア」の中で合成される，アデノシンに三つのリン酸が結合した分子。生命活動に必要不可欠な，エネルギーの供給源としての役割をになう。

BMI

Body Mass Indexの略。肥満度をあらわす指標として，国際的に用いられている体格指数。体重(kg)÷{身長(m)}^{2}で求められる。WHO(世界保健機関)の基準ではBMI 25以上が「過体重」，BMI 30以上が「肥満」とされ，日本ではBMI 25以上で「肥満」と分類される。また，WHO，日本ともに，BMI 18.5未満が「低体重」，BMI 18.5以上25未満が「普通体重」と分類される。

栄養

生命の維持と成長のために必要な成分を体外の物質から取りこみ，不要なものを排泄しながら生命を維持していくことを「栄養」という。また，栄養を維持するために体外から摂取しなければならない物質のことを「栄養素」という。

エネルギー産生栄養素

食べ物に含まれる体に必要な成分のうち，エネルギー(カロリー)源となるタンパク質，脂質，炭水化物の総称。以前は「三大栄養素」とよばれていた。

カロリー(cal)

食べ物がもつエネルギーの量をあらわす単位の一つ。食べ物の場合，「キロカロリー(kcal=1000cal)が単位として多く使われている。

基礎代謝

生命維持のために消費される必要最低限のエネルギー。基礎代謝のうち，およそ22％を筋肉，21％を肝臓，20％を脳が消費している。

グリコーゲン

単糖類の「グルコース(ブドウ糖)」は，筋肉や肝臓では「グリコーゲン」という大きな分子になって貯蔵される。

コレステロール

人体に存在する脂質の一つ。細胞膜・各種ホルモン・胆汁酸をつくる材料となる。血液中において過剰もしくは不足した状態になると，動脈硬化などの原因となる。

脂肪

体につく脂肪は，皮膚のすぐ下につく「皮下脂肪」，胃や腸などのおなかまわりの内臓につく「内臓脂肪」，肝臓や筋肉など，本来たまるはずのない場所に蓄積される「異所性脂肪」に大きく分類される。このうち，最も健康状態の悪化につながりやすいのが内臓脂肪である。

脂肪細胞

生命活動に必要なエネルギーをためこんだり，ホルモンを分泌したりする細胞。脂肪の貯蔵庫の役割を果たす「白色脂肪細胞」と，細胞内の脂肪から熱を発生させて脂肪を消費する「褐色脂肪細胞」がある。近年，白色脂肪細胞とも褐色脂肪細胞ともことなる(ただし，褐色脂肪細胞とよく似た)「ベージュ脂肪細胞」が発見されている。

消化

いくつもの分子がつながった栄養素を，細胞が吸収できる単純な分子に分解するはたらき。

消費エネルギー

生命活動の維持や運動などで消費されるエネルギー。

食物繊維

消化酵素の作用を受けずに小腸を通過し，大腸まで達する食品成分。便秘予防などの整腸効果をはじめ，血糖値上昇の抑制や，血液中のコレステロール濃度の低下など，多くの生理機能が明らかになっている。

身体活動

安静にしている状態に対して，それよりも多くのエネルギーを消費する活動のこと。運動によるものと，家事などの生活活動によるものの，大きく二つに分けられる。近年，生活活動の多い人は太りにくい，という研究が注目されている。

成長曲線

いろいろな年齢の子供を男女別に多数集めて身長と体重を測定し，年齢別の平均値をグラフ化したもの。

摂取エネルギー

私たちが食事などから得た栄養素がもつエネルギー。

摂食中枢

脳のほぼ中心にある間脳の「視床下部」に存在。摂食中枢の神経細胞は，栄養が必要な状態になると脳内のさまざまな場所に信号を送り，食べる意欲をわかせる。

体脂肪率

体重の中で脂肪が占める割合。ヒトで「普通」とされる体脂肪率のめやすは，男性が10％以上20％未満，女性が20％以上30％未満。

代謝

栄養素をより単純な分子に分解して，筋肉や臓器を動かすもとになるATPなどのエネルギーを産生することを「異化」という。一方，栄養素を消費して，グリコーゲンや中性脂肪をつくったり，細胞の構成成分となるタンパク質をつくったりすることを「同化」という。この異化と同化のはたらきを合わせて「代謝」とよぶ。

腸内細菌

腸の中に生息し，食べたものの消化・分解を助ける細菌。私たちの体に存在する腸内細菌はおよそ1000種類，40兆個以上とされ，その種類や割合には個人差がある。

時計遺伝子

私たちの体に存在する，体内時計をつかさどる遺伝子。多くの人が朝になると活動をはじめ，夜になると眠くなるのは，時計遺伝子のはたらきによるもの。

ドーパミン

脳の神経伝達物質の一つ。好奇心，期待，やる気といったワクワク感をもたらすなど，報酬系において中心的な役割を果たす。

肥満

体内の中性脂肪が過剰に蓄積された状態。すべての肥満が健康上，問題があるわけではなく，医学的にみて糖尿病や高血圧などの症状があり，減量の治療が必要な状態を「肥満症」という。

ブドウ糖（グルコース）

自然界に最も多く存在する代表的な単糖類。動植物が活動するためのエネルギーとなり，脳がエネルギーとして利用できる唯一の物質である。ブドウから発見されたため，日本語では「ブドウ糖」とよばれるが，正式には「グルコース」という。

報酬系

ヒト（動物）の脳において，欲求が満たされたときや，欲求が満たされると期待できるときなどに活性化される神経回路。報酬系には，ドーパミンが深くかかわっている。

満腹中枢

脳のほぼ中心にある間脳の「視床下部」に存在。十分に栄養が足りた状態になると，満腹中枢の神経細胞が，食べたい気持ちや食べる行動をおさえる。

無酸素運動

筋肉に蓄積された糖質をエネルギー源にする運動。短距離走や筋トレなど，高い負荷をかけて短い時間に集中的に行う運動をさす。

有酸素運動

体内の糖や脂肪を燃焼させるエネルギーに，酸素を使う運動のこと。脂肪燃焼に効果があるとされる。ジョギングやウォーキング，水泳，サイクリングなどが代表的。

おわりに

これで『減量の科学』はおわりです。太るしくみにはじまり，体が栄養を吸収して代謝するプロセス，脳科学の視点からみた太る原因と対処法，正しい食事や運動の仕方など，健康体型に向けての最新科学をさまざまな角度からみてきました。

無理なダイエットをするよりも，生活のリズムを朝型に変えたり，睡眠不足を解消したり，腸内環境を整えたりするほうが「やせ体質」に近づけます。自分の脳の癖を把握し，食欲のスイッチを入れる原因を遠ざけることで，食べすぎをおさえることができます。さっそく実践してみてはいかがでしょうか。

また，29 歳以下の日本女性の約 5 人に一人が「低体重」であることも紹介しました。ファッション大国・フランスが，やせすぎのモデルの活動を禁止しているように，「やせている＝美しい」という価値観は，変わりつつあるのです。

やせたいと思っている人は，まず自分の BMI を計算して，ほんとうに太っているのかどうかを確認してみましょう。そして減量の必要がない人は，健康的な体型を維持するためにこの本を活用してください。

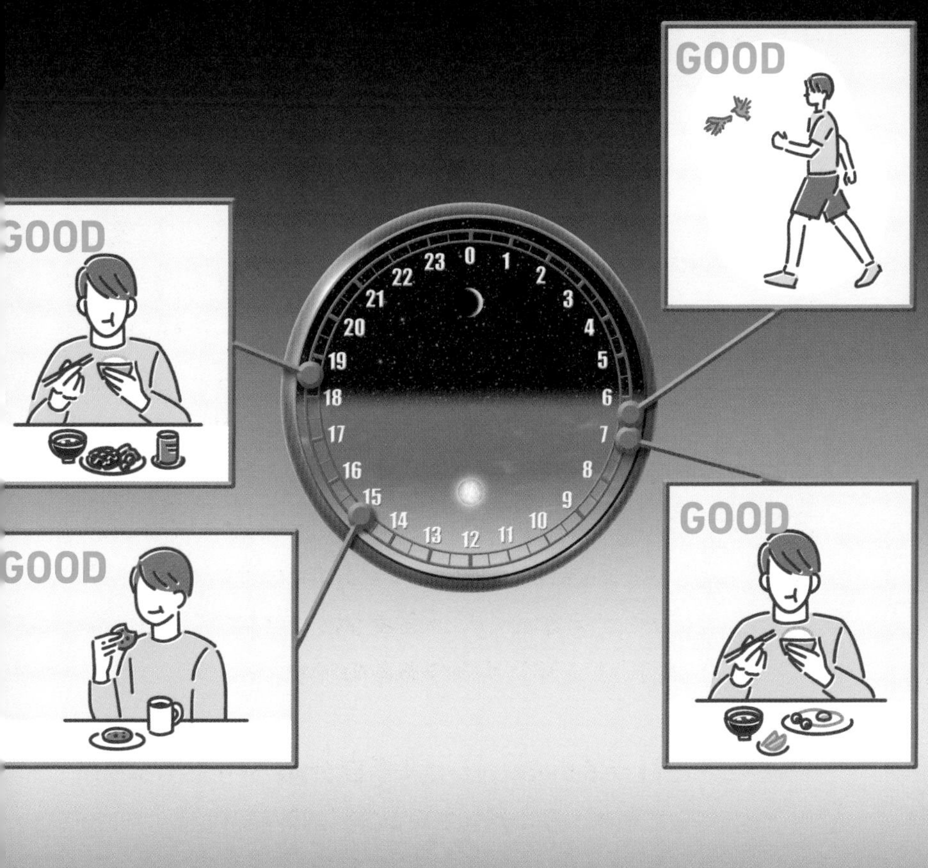
GOOD
GOOD
GOOD
GOOD
0 1 2 3 4 5 6 7 8 9 10 11 12 13 14 15 16 17 18 19 20 21 22 23

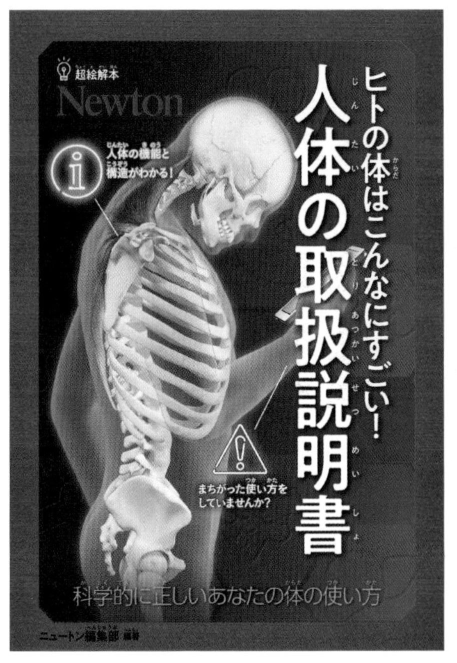

スマホ社会ならではの体のトラブルとは?

口呼吸よりも鼻呼吸のほうがいい理由

座り方や歩き方にも正しい方法がある!

——目次(抜粋)——

Staff

Editorial Management　中村真哉
Cover Design　秋廣翔子
Design Format　村岡志津加（Studio Zucca）
Editorial Staff　上月隆志，佐藤貴美子，谷合 稔

Photograph

13	Lightspring/Shutterstock
20-21	AfricaStudio/stock.adobe.com
32-33	Liudmila/stock.adobe.com
61	Jacob Lund/stock.adobe.com
62-63	Sergey Chumakov/stock.adobe.com
64	Sergey Chumakov/stock.adobe.com
68	One/stock.adobe.com
74-75	gerasimov174/stock.adobe.com
78-79	pict rider/stock.adobe.com
80-81	Pixel-Shot/stock.adobe.com
82-83	Milles Studio/stock.adobe.com
86-87	ifong/Shutterstock
87	【女性】Drobot Dean/stock.adobe.com
90-91	ifong/Shutterstock
92-93	Pormezz/stock.adobe.com
95	Delphotostock/stock.adobe.com
98-99	norikko/stock.adobe.com
104-105	metamorworks/stock.adobe.com
106-107	oatawa/stock.adobe.com
108-109	buritora/stock.adobe.com
111	Drobot Dean/stock.adobe.com
112-113	siro46/stock.adobe.com
113	【水中歩行】Photo Sesaon/stock.adobe.com
114-115	Ljupco Smokovski/stock.adobe.com
116-117	metamorworks/stock.adobe.com
119	【ウォーキング】Robert Kneschke/stock.adobe.com,【自転車】beeboys/stock.adobe.com,【平泳ぎ】Halfpoint/stock.adobe.com,【ジョギング】siro46/stock.adobe.com
120-121	Polkadot/stock.adobe.com
122-123	sebra/stock.adobe.com
126-127	antondotsenko/stock.adobe.com
127	【テストステロン】ibreakstock/stock.adobe.com
128-129	buritora/stock.adobe.com
131	【水中歩行】Photo Sesaon/stock.adobe.com,【ハイキング】taka/stock.adobe.com
135	【動的ストレッチ】Svitlana/stock.adobe.com,【静的ストレッチ】Julia Alubl/stock.adobe.com
136-137	영인 진 /stock.adobe.com

Illustration

表紙カバー	Newton Press
表紙	Newton Press
2	Newton Press
8-9	Newton Press
10-11	rudall30/stock.adobe.com
12	門馬朝久
14	黒田清桐
16～19	Newton Press
22-23	宮川愛理・Newton Press
24～31	Newton Press
34-35	Newton Press,【サラダ】黒田清桐
36-37	黒田清桐
38～43	Newton Press
45～49	Newton Press
51	Newton Press
53～55	Newton Press
63	Newton Press
65	Newton Press
67	Newton Press
69	Newton Press
71~73	Newton Press
76-77	まんもす /stock.adobe.com
85	Newton Press
88-89	黒田清桐
95～97	Newton Press
100～103	Newton Press
106	Newton Press
124-125	Newton Press
128	石井恭子
132-133	Newton Press
141	Newton Press

本書は主に，ニュートンライト2.0『やせる科学』，ニュートン別冊『減量の科学』，Newton2023年5月号『減量の科学』の一部記事を抜粋し，大幅に加筆・再編集したものです。

監修者略歴：

宮崎 滋／みやざき・しげる
結核予防会理事・総合健診推進センター所長，東京逓信病院顧問，日本肥満症予防協会副理事長。医学博士。東京医科歯科大学医学部医学科卒業。専門は内科学（肥満・糖尿病）。肥満症・メタボリックシンドロームの治療に取り組む。

超絵解本

やせる人と太る人のちがいは脳にあった
人はなぜ太るのか 減量の科学

2023年11月1日発行

発行人　高森康雄
編集人　中村真哉
発行所　株式会社 ニュートンプレス
〒112-0012東京都文京区大塚3-11-6
https://www.newtonpress.co.jp
電話 03-5940-2451

ISBN978-4-315-52748-3